賢い患者

山口育子
Ikuko Yamaguchi

岩波新書
1725

はじめに

認定NPO法人「ささえあい医療人権センターCOML《コムル》」(以下、COML)が活動をスタートした一九九〇年。当時の医療現場は今とは異なり、患者には情報が閉ざされ、十分な説明もないままに医師の方針に従うことが当たり前とされていました。そのため、多くの患者は「専門性の高い医療のことなんて私たちには理解できない」「患者なんて、どうせ俎板《まないた》のうえの鯉だから」と情報が提供されないことに疑問を抱《いだ》く前から諦めていました。なかには「そもそも医師に質問することが許されるのか?」と思う患者もいて、〝受け身〟で〝お任せ〟に甘んじるしかないと考えていたのです。

そんな時代のことですから、「COMLは患者側で活動している団体です」と言うと、医療現場を糾弾したり、医療者に過剰な要求をするのではないかと医療者側からは構えられました。しかし、COMLの活動の原点は、医療者と敵対するのではなく、患者みずからの姿勢を見直し、病気を自分の問題と真正面からとらえて主役になって治療を受けていこうという提案だったのです。

病気は時に、いのちや人生をも左右することがあります。そんな大切なことを、たとえ専門家といえども〝お任せ〟していていいのだろうか。もっと私たち患者が自立して、主体的に医療に参加する「賢い患者になりましょう」と、患者側に変化を呼びかけたわけです。そして、賢い患者になるスタートラインに立つためには、まず私たち一人ひとりが「いのちの主人公」「からだの責任者」としての自覚を持つことから始めましょうと発信し続けてきました。

理念として、とくに大切にしてきた姿勢は、患者と医療者が対立するのではなく、〝協働〟することです。本来、患者と医療者は同じ目標に向かって歩んでいます。それなのに、対立していたのでは二人三脚で歩むことはできません。

〝協働〟という言葉には、「同じ目標に向かって歩む立場の異なる者同士が、それぞれの役割を果たし合う」という意味が込められているということを知って以来、この漢字の〝協働〟にこだわって使ってきました。

高齢社会になり、複数の慢性疾患を抱える患者が増えてきています。慢性疾患が主流を占めるということは、医療者の努力だけでは治療効果があがりにくいのです。私たち患者も適切に薬を服用したり、生活習慣を見直したりと自分にできる努力をしながら、役割意識を持って積極的に医療に参加していくことが大切です。

時代の変化とともに変わってきたのは、患者の意識だけではありません。ＣＯＭＬでも活動のスタート当初から医療者側の変化を求めるメッセージは送り続けてきました。時を同じくして情報社会が到来し、医療現場では「説明する」ことが当たり前になり、患者への丁寧な対応やコミュニケーションの努力がおこなわれつつあります。

ただ、治療方法の選択肢が増え、患者の価値観も多様化するなかで、医師が「あなたにはこの治療方法が一番適している」と明確に言えるとは限らなくなってきました。それだけに、患者も医療者から受ける説明を理解して情報の共有をはかり、医療者とともに考え、決めることが求められています。そのため、これまで以上に冷静で成熟した患者が増えることを願って活動してきました。

そのようなＣＯＭＬを立ちあげたのは、辻本好子という一九四八年生まれの、私より一七歳年上の女性でした。私はその辻本を「ＣＯＭＬ発足一年」という新聞記事で知りました。それは人生を変える大きな出逢いとなり、二〇年間二人三脚で歩んできた同志でした。残念ながら辻本は二〇一一年六月、胃がんでこの世を去りました。享年六二でした。「ＣＯＭＬが継続するのは当たり前。必ず発展させてね」という言葉を遺して……。

私がこのようなＣＯＭＬとなぜ出合い、活動に参加するようになったのか――。この本ではきっかけとも言える私の病気体験を紹介し、ＣＯＭＬの考え、具体的な活動について触れるなかから、患者の医療への向き合い方、そして数多くの電話相談に対応してきた経験を踏まえて医療者へのメッセージも併せて伝えていきたいと思います。そして最後に、患者を支えるとはどういうことなのか、辻本の最期をサポートした経験から考えてみたいと思います。

目　次

序章　私の患者体験

二五歳目前で、がんに

そもそも私自身が医療と深くかかわるきっかけになったのは、いみじくもCOMLが活動をスタートしたのと同じ一九九〇年九月、あと二ヵ月で二五歳というときに卵巣がんと診断されたことでした。

じつは同じ年の三月下旬に、生まれて初めて手術を受け、入院生活を経験しています。

朝起きてから感じ始めた腹痛が時間を追って激しくなり、自宅近くの診療所から紹介された病院で急性虫垂炎《ちゅうすいえん》と診断され、腹膜炎《ふくまくえん》を起こしているということで即日手術となったのです。その手術の前に超音波検査(エコー検査)をしながら、医師たちがしきりに「これは何だろう……」「卵管か卵巣が……」と話し合っていました。「何か異常があるのですか?」と私がたずねると、「われわれの話を聞いていたのか」と意外そうな顔をされ、「廊下で待っていてください」と外に出されてしまいました。おそらく、医師たちの会話に割って入り、そういう質問をする患者すら珍しかったのでしょう。

当時の医療現場の〝常識〟を知らなかった私は、疑問を言葉にしただけなのにと戸惑いましたが、結果として「おそらくだいじょうぶだろう」ということになり、婦人科の受診も「必要ない」と言われました。そして、外科病棟に空きベッドがなかったため、たまたま空いていた産婦人科病棟で一週間余りの入院生活を送りました。

ところが、それから半年も経たないうちに、再び腹膜炎の症状に見舞われました。さらに不正出血を伴っていたこともあり、急性虫垂炎のときのエコー検査での医師たちの言葉が脳裏によみがえり、急性虫垂炎で入院した病院の産婦人科外来を受診したのです。

当時は、いわゆる〝がん告知〟は一般的ではありませんでした。私の場合、一〇センチ大に腫れあがった卵巣(正常な卵巣は手の親指の爪ぐらいの大きさ。排卵直前には三センチ大になることもある)が子宮と直腸の間にあるダグラス窩《か》という部分に入り込んでいることがエコー検査で判明し、至急おこなわれた血液検査では炎症反応が強く出ていました。私には知らされませんでしたが、卵巣がんに反応する腫瘍マーカー(血液検査の一種)も、かなり高い異常値を示していました。その段階で医師はさまざまな所見から卵巣がんを疑っていたようです。しかし、まったくそのような説明がないまま、「炎症反応が強いので、帰宅してもらうわけにはいきません。

それに大きく腫れあがっている卵巣が破裂したり、捻転《ねんてん》（ねじれること）を起こしたりすると命取りになりますから」と言われ、即日入院となりました。そして疑っている病名も知らされないまま手術日が決まり、それに向けてさまざまな検査が進められました。

その検査の一つとして、主治医は大腸への転移の有無を確認しようとしたらしく、注腸検査がおこなわれました。注腸検査では、肛門からバリウムを入れ、空気で大腸を膨らませてレントゲン撮影をします。もちろん、直腸も膨らませますから、子宮と直腸の間に挟まっていた卵巣は刺激されたのでしょう。その検査の直後から、お腹に妙な張りを感じていました。

そして、翌日の朝七時過ぎ、手術日を待たずに卵巣が破裂してしまったのです。しかも、その激痛に襲われたのは日曜日の朝。最もスタッフが手薄な曜日と時間帯です。さらに破裂の危険がある患者がいるとの情報の共有が医療者の間でなされていなかったため、急な場合を想定した連絡体制が整えられていなかったようです。当時はまだ携帯電話も普及していなかったため麻酔科医と連絡が取れず、「麻酔科医が到着し次第、緊急手術」と言われ、激痛に耐えながら六〜七時間の待機を余儀なくされました。

手術室に運ばれるころにはすでに息も絶え絶えの状態で、ストレッチャーがちょっとした段差を通過して「ガタッ」と上下するだけでも追い討ちをかけるように激痛が走ります。手術室のベッドに仰向けに寝かされ、「これでようやく楽になれる」と思ったのも束の間、手術着で現れた見知らぬ医師(麻酔科医)がいきなり私の鼻にチューブを挿入し、「胃洗浄をおこないます」と告げました。「だから、さっき朝食を食べたかどうか聞かれたのか……」と一瞬頭をよぎりましたが、つぎの瞬間、麻酔科医は「喉まで管が入っています。今から入れる液体をゴクゴク飲んでください」と胃洗浄のための薬剤を流し込み始めました。

すでに手足はベッドに固定されていたので、私には抵抗する術《すべ》は残されていませんでした。情け容赦なく流し込まれる液体を吐き出すこともできず、必死の思いで飲み込みました。液体が入りきると、麻酔科医はさらにチューブをスルスルと奥へ挿入し、しばらく胃のなかをかき回すようにした後、一気にチューブを抜き去りました。チューブの先が鼻を通過した瞬間の臭いに嗚咽《おえつ》して、身体がもんどり打ちました。その瞬間、顔がマスクで覆われたのを最後に記憶が途絶えています。きっと全身麻酔が始まったのでしょう。

破裂した状態のまま長時間が経過していたため、体内にはがん細胞がばらまかれてしまっていました。そこで、緊急手術では開腹してお腹のなかを洗浄し、卵巣がんを摘出すると同時に、腹腔内に直接、抗がん剤も注入されました。そのため、病室で麻酔から覚めた私に待っていたのは、一晩中続く嘔吐だったのです。胃洗浄をして以来、もちろん食事を摂っていませんから、嘔吐するのは水分です。軽い麻酔薬が点滴に入れられていたため眠り込んでいて、吐き気で目覚めると同時に、壁に噴射するかのような勢いの嘔吐が続きました。

手術後はそのような過酷な状態だったにもかかわらず、医師や看護師、そして両親に至るまで誰一人として「いったい何が起きたのか」「どのような病気と判明したのか」に触れようとしませんでした。もちろん私自身、卵巣が破裂したことは手術の前に自覚していました。しかし、〝その後〟の説明が一切なかったのです。

さらに、お腹には太いドレーン(管)が差し込まれ、そのなかには四本の細いドレーンが入っていて、排液していました。頭上を見ると、複数の点滴がぶら下がっています。入院して以来、数日間見ていたほかの患者の手術後の状態とまったく異なるのです。

それらを総合的に考えると、「悪い病気——つまり卵巣がんに違いない」ことは容易に察することができました。「誰も何も言わないということは、隠そうとしているんだ。だとすれば、下手に聞けばガードが固くなり、さらに隠されて情報が得られなくなる。確かな証拠を得るまでは本当のことを知りたいと追求するのは我慢して、慎重に時期を選ぶしかない」と覚悟を決めました。そして、卵巣がんを疑っているそぶりを一切見せないように努力し、決定的な証拠をつかむまで待つことにしたのです。

あとから知ったのですが、当時の主治医は両親に「三年生きる確率は、二割ありませんから覚悟してください。二〇代半ばで卵巣がん、しかも残りわずかな人生と知れば、必ず精神状態はボロボロになります。私は何があっても言いませんから、ご両親も何を聞かれても本当のことは決して言わないでください」と固く箝口令《かんこうれい》を敷いたのだそうです。

自分に起きている真実を知りたい

しかし、私にはそれが何よりもつらいことでした。〝超〟がつくほど現実的な考えの私は、病状が思わしくないのに軽めに言ってごまかされたり、「だいじょうぶ、きっとよくなる」と慰められたりすることに我慢ならないほどの嫌悪を覚えます。それだけに、自分に起きている真実を知ることができないなんて、あり得ないことだと思っていました。もし短いいのちしか残されていないとしても、生きている間は私の人生です。どのような状態なのかすべてをきちんと把握して、自分のいのちをどう生きるかは私が決めたい。それが当時の私の切なる願いでした。

「おそらく卵巣がんだろう」と確信したとき、みずから疑いを持っていたこともあって、ショックを受けるという心理状態にはありませんでした。むしろ、「一〇代のころから『いつ何が起きるかわからないから、後悔のないように生きよう』と常に思っていたのは、こういうことが起きる予兆だったのか」という妙な納得感があったのです。

私は一歳一ヵ月と二歳九ヵ月のときに弟が生まれたこともあって、物心ついたときから常に〝姉〟の役割を求められ、両親やまわりの大人に「甘える」経験をほとんどしてきませんでした。「何でも自分でしたい」というもともとの性格と相まって、小学生以降は学校に提出する書類も全部自分で書いていたぐらい、めっぽう自立心の強いタイプでした。幼いころから自分のことは自分で決める、他人の決めたことに従うのは大嫌いという性格だったのです。

日本では自己主張が強く、自己決定を押し通そうとすることは嫌われがちです。そんな私は、大人から見ればとても生意気な子どもだったのだと思います。納得できない理由で規制されたり自分の主張が受け入れられなかったりすることに反発し、大人の世界に抵抗して、中学生のときは少しグレていました。教師から見れば、素行は悪いし、風紀違反を注意しても屁理屈《へりくつ》ばかりこねて正そうとしない〝不良〟だったのでしょう。そのため、私の意志を確認することなく、数名の教師から「どうせ高校進学もしないんだろう」と言われたこともありました。

　しかし、私のなかでは「生きる」ことについて真剣に悩んでいた苦悩の時期でもあったのです。「見た目に〝不良〟だと、周りは私にマイナス評価をする。もし表面だけでも大人の望み通りにすれば、中身を変えなくても評価はプラスに転じる。でも果たしてそれが本当の評価だろうか。人間として生まれた以上、どう生きることが善く生きることで、どうすれば生を全うすることができるのだろうか」と常に悩んでいました。その結果、「大切なのは他者の評価ではない。何を考え、どう行動し、どのように生きてきたかを知っているのは私自身しかいない。それならば、いついのちの終わりが来ても、自分に恥ずかしくないような、後悔しない生き方をしたい」――それが、もがきながら得た結論でした。つまり、「〝善く生きるとは〟を追求して悩んでいた〝不良〟」だったのです。

　教師の意に反して、私は高校には進学するつもりでいました。そして、高校は義務教育ではなく、みずから望んで入学するわけですから、高校生になったら処罰を受けるような行為はしないと中学生のときから決めていました。また、私は大学に行ってどうしても学びたい分野があったのですが、父親が大学進学を反対することは子どものころからの経験でわかっていました。どうすれば自分の望む進路に進めるかを考えた結果、授業料の安い国公立大学に自力で行くしかない。それならば、最低限この高校でなければ国公立大学の受験は叶わないだろうと考えて、誰にも相談せずに受験する高校を決めました。素行の悪い私は内申点が低かったので、志望校を聞いた担任の教師は「とんでもない」と大反対しましたが、それを押し切って受験し、運よく合格できました。そして高校生になってからは、目標の大学への進学を果たすために、経済的な自立をめざすことにしました。自分で働いて手にしたお金で進学するのなら父親も文句を言えないだろうと考えたのです。そこで高校一年生からアルバイトを始め大学進学に備えるとともに、高校に通学する定期券や身の回りの必要なものは自分で稼いだお金で購入していました。

そのように「自分で決める」「自分の力で生きる」ことに一〇代のころから磨きをかけてしまっていた私にとって、二五歳の時点では自分の人生を他人に左右されるなんて考えられないことでした。病名、病状、検査の結果など、私の情報なのに本人がどれだけ望んでも事実が把握できないなんて、私の目には医療界が信じられないぐらい閉鎖的な世界に映りました。そこから、自分のことを知るための静かな〝闘い〟が始まったのです。

つらい治療

破裂による卵巣がんの緊急手術だったため、私のがんのステージ(病期)Icなら子宮とその両側にある卵巣・卵管のすべてを摘出すべきところ、とりあえずがん化している左卵巣を摘出するだけで精一杯だったようです。それよりも、破裂から六〜七時間経ったお腹のなかはグチャグチャで、癒着を剝がすのに苦労したと、手術で助手を務めた医師から後日聞かされました。そのため、残っている子宮と右卵巣・卵管を摘出するため、手術後一〇日目ぐらいに再手術が予定されていました。ところが、お腹に直接入れた抗がん剤の副作用で白血球の値が下がり始め、再手術ができなくなってしまいました。

これらはすべてあとから知った事実ですが、私には何の説明もないまま、主治医の方針変更で、手術の三週間後に一回目の抗がん剤治療(化学療法)がおこなわれました。私には「癒着止めの点滴」という名目の説明がなされていましたが、すでに私は抗がん剤治療だろうと疑っていました。

当時私が受けた化学療法では、入院してシスプラチン、アドリアマイシン、シクロフォスファミドという三種類の抗がん剤を一度に入れ、一ヵ月空けます(一クール)。それを三クール繰り返すと、その後三ヵ月は退院して休薬期間となります。それを三回繰り返す予定でした。とくに腎臓にダメージを与える可能性が高かったため、化学療法時には抗がん剤注入前後に大量の生理食塩水の点滴が続きました。

当時の化学療法の副作用で強烈なのは、何と言っても嘔吐です。現在のように強力な制吐剤《せいとざい》(吐き気止め)はありませんでした。激しい嘔吐のつらさと言ったら、たとえようがありません。何度か化学療法を経験すると、治療開始の段階で今から始まる苦しさがリアリティを持って迫ってきます。つまり、何時間後には何をして、いつから苦しみが襲ってくるのか明確に想像できるわけです。点滴を見ただけで、あるいは担当医を見ただけで条件反射のように激しい嘔吐が始まる患者が多いと言われたぐらい過酷な治療でした。私も一度、生理食塩水の点滴が始まっただけで、まだ抗がん剤を入れていないのに嘔吐が止まらなくなり、治療が延期になったことがあります。私がこれまでの人生で唯一逃げ出したいと思ったのが化学療法でした。

「癒着止め」という名目で始まった一回目の化学療法も、何本かの生理食塩水の点滴のあと、三種類の抗がん剤を入れた途端に激しい嘔吐に見舞われました。「やはり……、これは抗がん剤に違いない」と、私は確信しました。しかし、まだ明らかに確証を得たわけではなく、あくまで私の推測にすぎません。であれば、まだ疑念をはっきりさせるのは時期尚早《じきしょうそう》とグッと我慢し、〝その時〟を待つことにしました。

当時はいまのように外来での化学療法はなく、抗がん剤治療は入院治療でした。そして白血球の数値が基準を下回れば、仰々《ぎょうぎょう》しい「面会謝絶」の札がつく病室に隔離されました。

最初の化学療法から二～三週間が経ったころでしょうか。副作用によるダメージからも復調して、病棟の浴室でシャワーを浴びていたときのことです。髪をシャンプーしていると、手にかつて経験したことがない独特の違和感を覚えました。さすがに、このときは頭のなかが一瞬真っ白になり、顔がこわばり、すぐに手を見ることはできませんでした。「脱毛……？」。恐る恐る手を降ろしてみると、指や掌《てのひら》の皮膚が見えないぐらい、抜けた髪が絡みついていたのです。つぎの瞬間、「やはり。ここではっきりさせるしかない」と気持ちが静かな決意に変わりました。

浴室から出ると、私はまっすぐナースステーションに行き、看護師に脱毛が始まったこと、点滴の副作用であると考えていること、治療のためにどんな薬を使用しているのか知りたいことを一気に伝えました。「卵巣が破裂して手術を受けて以来、一度もきちんとした説明を受けていない。私の病名や病状を一から説明してもらいたい」と明確に意思表示したのです。そのころ、看護師のほとんどは私の性格を理解してくれていました。なかには私が頼んだわけでもないのに、「山口さんには本当のことを伝えるべき。なぜ伝えないのですか」と主治医とけんかまでしてくれた看護師もいたそうです。

しかし、主治医が頑なに真実を告げることに反対するので、私の意思表示を受けて困ってしまったようでした。そこで、別の医師に相談したところ、その医師も私には伝えたほうがいいと考えていたらしく、「私は主治医ではないので積極的に伝えることはできない。でも、聞かれたことには答える」との伝言が看護師から届きました。そして、回診に現れたその医師が、いつもなら立ったまま会話をするのに、そのときは椅子に腰かけたのです。その姿勢を「質問していいよという合図」と受けとめ、知りたかった内容の確認をしました。

その結果、卵巣がんであること、ステージはIcだけれど破裂によってがんが撒き散らされてしまったので単なるIcと同様には考えられず、きちんとした抗がん剤治療が必要なこと、手術のときのお腹のなかの様子などを知ることができました。それを機に外出許可をもらい、大型書店に行って一万円以上する専門書を三冊ほど購入し、人目を忍んで婦人科疾患全般や卵巣がんの勉強を始めました。インターネットが普及する前の時代は、情報を得るには専門書に頼るしかありませんでした。一度隠されると、どんな説明にも常に疑いの目を持ってしまい、「本当なんだろうか」という疑念がついてまわります。それなら、まずはしっかりした基礎知識を身につけ、自分で判断できるようにしようと考えたのです。

知るための〝闘い〟

卵巣がんとわかったあとも、自分のことを知るための〝闘い〟は続きました。「看護師の資格があってこの病院に採用されたたならば、赤の他人であってもその看護師は、その日から私の情報を手に入れることができる。それなのに、本人である私がどれだけ頼んでも自分の情報を手に入れることができないなんて、どう考えてもおかしい」と常に思っていました。しかし、だからといって医師とけんかすれば解決するという問題でもありません。

また、何かたずねて答えてもらったときの私の反応で、一度でも医療者が「しまった……、言わなきゃよかった……」と思ってしまうと、その時点から情報がすべて絶たれてしまうと感じていました。そこで私の採った対策は、医師や看護師とやりとりをするときは、必ずお互い笑顔で終わる会話になるよう努力するということでした。医療者に「この人には伝えてよかった」「話してよかった」と思ってもらうことで、少しずつ必要な情報を積み重ねていくしかないという考えに行き着いたのです。

ところが、発病から八ヵ月後、残っていた右の卵巣に再発が見つかりました。休薬期間で退院中だったのですが、定期的な外来受診でエコー検査をしていたときの主治医の顔色の変化で、すぐに異常を察知しました。しかし主治医は、「残っている卵巣が大きくなってきているから、手術しましょう」とだけ言って、詳しい説明もないまま、手術予定や術前検査のオーダーを入れていきます。もし、再発だとしたら、もう悠長なことは言っていられません。それまでの自己学習で、当時の卵巣がんの予後の厳しさは自覚していただけに、さすがに〝死〟がグッと近づいた気持ちになりました。

八ヵ月の間、私は主治医に「検査結果や病状について正しく知り、必要性を理解し、納得したうえで治療を受けたい。それは私の人生の選択でもある」と折に触れて伝えてきました。しかし、それはなかなか理解されず、それどころか、再発という大切な局面でも、まだ隠されようとしている。その事実を前に、情けなさと怒りと、言いようのない悔しさに胸が張り裂けそうでした。

でも、それまでの経験から、主治医に情報提供を期待するのは無理と判断しました。そこで、手術前の検査で別の科を受診するときに、医師の机の上に置かれている院内紹介状を読む機会を狙いました。それは意外に簡単で、消化器内科を受診した際に医師の机の上に無造作に置かれている紹介状が目に入りました。

「Ov. Ca. Recurrence」――Ov. は卵巣、Ca. はがんの略であることは、それまでの経験で理解していました。Recurrence は何か繰り返しのような意味の単語だった気がしたのですが、医学的に使われる際の用語としては知識がなく、診察室を出るなりメモに書き留めて帰宅後に調べました。それは、やはり「再発」を意味する医学用語だったのです。

そこでつぎの婦人科受診日に、主治医と相対した私は「他科を受診したときに、先生の書いた紹介状が目に入りました。その内容から今の自分の状態は理解できているので、もう隠しごとなく説明してください」と言いました。「卵巣がん」や「再発」という用語を直接口にすることは、当時の主治医に対しては刺激的すぎるので、あえて避けざるを得なかったのです。

ところが、主治医は真っ青になって絶句し、意を決したように「だから、あなたに説明するのは苦痛なんです！」と金切り声を上げたのです。そして「手術の予定だったけれど、化学療法に方針を変更するつもりなので、上司と相談します」と言い出しました。方針を変更する理由を問うても、何ら納得できる説明は返ってきませんでした。そこで、私が「治療方針を話し合うなら、今回は私も同席させてもらいたい」と頼みましたが、「患者であるあなたが同席なんてとんでもない。こちらの決めた方針に従ってもらいます」と断言されました。そして、治療方針変更の明確な説明がないままに、手術は中止、抗がん剤治療を継続しておこなうことになったのです。

どんなことも一〇〇％マイナスではない

卵巣がんになるまで大きな病気をしたことがないのはもちろん、どちらかというと体力には人一倍自信がある〝健康優良児〟でした。それが二五歳を目前に卵巣がんになり、三年生きる確率は二割しかないという状況のなか、予想していた以上に早い段階で再発という事態になりました。ただ、私のなかに「なぜ私がこんな病気に？」という思いはまったくありませんでした。また、当時、「何が何でも生きたい」と思っていたかと言えばそうではなく、かといって「死んでしまいたい」と投げやりな気持ちになっていたわけでもありません。「死が訪れるまでは生きている。だとすれば、今をどう生きるかが大事」ということだけが常に頭にありました。

そしてもう一つ私の頭を占めていた想いは「まだ私は自分を使い切っていない。人生を生きた実感を得ることは何も成し遂げていない」ということでした。「私にできる何かがあるはず。もし『これ』というものに出合えれば、生きている限り自分のエネルギーを注ぎ込もう」という想いは日ごとに募っていったのです。そして、「どう生きてきたかを最も知っているのは自分自身。他者の評価より、最期の瞬間に私自身が自分に恥じることのない納得できる人生だったと実感できるように生きる」という一〇代半ばの決意が、その後の私の矜持《きょうじ》として揺るぎない目標となりました。

そして、さらに得た大きなプレゼントは、どんな出来事も一〇〇％マイナスではないと実感できたことです。二五歳で発病、ましてやがんとなれば、一般的には最悪の状況と思われるかもしれません。しかし、卵巣がんにならなければ経験できなかったこと、知り得なかったことがいくつもありました。

なかでも二〇代半ばで「〝今〟を生きているいのちの素晴らしさ」を震えるほどに実感できたことは、贅沢な経験でした。死が身近に迫っていると受けとめていたころ、夜明けの空の色の変化、山や樹々の泰然《たいぜん》とした姿、トンボが飛ぶといった小さないのちの営みなどがたとえようもなく愛おしく感じられ、今を生きている幸せが心の底から湧き出てきて、自然界のほんの小さな一部として自分が存在していることに言いようのない喜びを感じる経験を何度もしました。自然が生み出す〝いのち〟が透明感を持って迫ってくるかのようでした。さらに、その後に展開する人生を変える大きな出逢いも含め、生まれて初めて〝幸せ〟と思えました。それらはすべて、卵巣がんになったからこそ得られたことだったのです。

これまで記してきたように、一九九〇年当時の医療は閉鎖的で、すべての主導権は医師にありました。そのようななか、抗がん剤治療を受けるために一年半にわたって入退院を繰り返し、入院日数は三〇〇日を超えました。有効な制吐剤もなかった時代の抗がん剤治療は、一度受けると一週間で体重が五キロも減少するほど過酷でした。それでも持ち前の体力が幸いして毎回元気を取り戻し、「あれだけの治療を受けて、そこまで元気になった患者さんは見たことがない」と医療者によく言われました。

入院中は、治療に要する医療費以外にも、食事の一部負担金や差額ベッド料(当時は治療上の必要では請求されないと知らず支払っていました)、入院中の生活に必要な身の回りのものの購入や洗濯機の使用料など、何かと費用が発生します。医療費は自分で支払っていましたので、退院期間中はつぎの入院に必要な費用を稼がなければなりません。そのために、退院するとすぐに昼も夜もアルバイトをしていました。夜のアルバイトは、学生時代から続けていた家庭教師でした。

退院期間中だからできたといえるのが、コンビニエンスストアに置かれていた求人誌の設置状況をリサーチする昼のアルバイトです。期間限定なので、私にはうってつけで、健脚を活かしてほとんど交通機関を使わず、一日三〇キロ以上を歩いて調査していました。交通費を浮かせて収入にしていたのです。

今から考えると、休薬期間の退院中に無謀《むぼう》とも思える行動です。自宅があった大阪府内はもちろん、兵庫県、京都府も歩き尽くしました。歩くことで生きている実感を得ていたのかもしれません。

そして何よりも、一度入院すると約三ヵ月間は行動範囲が病院内に制限されるので、そのことからの解放感を存分に味わいたかったのでしょう。卵巣がんの治療中でも、私のすべてが病人ではないという抵抗も少なからずあったように感じます。

COMLとの出合い

そのような治療を主体にした生活を送っていた一年半。その後半にあたる一九九一年秋、朝日新聞夕刊の科学面に「COML発足一年　『患者の権利』普及に力」(一九九一年一〇月二五日付)という記事が載りました。その少し前から、「COMLという市民グループが患者塾というミニセミナーを開いている」ことは新聞の情報コーナーで知っていました。

しかし、セミナーの中身をよく理解しないままに、「患者としての行動を教わる必要性は感じない」とあまり関心を持っていませんでした。しかし、発足一年の記事は、COML創始者の辻本好子のインタビューが中心で、「患者と医師との関係はお任せでも対立でもない」という内容にとても惹《ひ》かれました。生意気ながら「同じようなことを考えていた人がいるんだ」と感じ、とても嬉しくなりました。

そこで「この人に私の想いのたけをすべてぶつけてみて、どんなふうに受けとめてもらえるか知りたい」と思ったのです。ただ、かなり大きな記事だったので、反響が殺到していることは容易に察しがつきました。多くの人に紛れて、きちんと向き合ってもらえないのは残念なので、少しほとぼりが冷めたころを見計らって、手紙を送ってみることにしたのです。

そうして一一月、新聞記事を読んでの感想に加え、病気の経過、病気に対する受けとめ方や考え、医療に対して感じていることなど当時の私の想いを精一杯込めた手紙を書き、辻本に送りました。その気持ちの高まりが少し鎮まった数日後、本人から自宅に電話がかかってきました。数日間出張で事務所を留守にしていて、手紙に目を通すのが遅くなったので、取り急ぎ電話をかけてきたということでした。

電話に出た直後、あまりに美しい標準語に、思わず正座したことを今でも思い出します。辻本からは「かなり多くのがん患者さんの話を聴いた経験があるけれど、こんなに明るいがん患者さんは初めて。ぜひ会って話をしたい。明日、患者塾というミニセミナーを開くのですが、いらっしゃいませんか」と誘いを受けました。じつはすでに別の予定があったのですが、何とかやりくりをして、指定された時間に会場を訪ねることにしました。

今でも忘れられませんが、私が最初に辻本と相対したときの印象は、「初めて会った気がしない」でした。そして、患者塾のあと、名古屋から単身で大阪に出てきてCOMLを立ちあげた経緯を詳しく聴きながら、勢いとパワーと強い志のある人だと実感しました。ただ、「別の人が同じ話をしたら『すごいな』と思うだろうけれど、この人なら当然の行動だ」となぜか強く感じたのです。おそらく、辻本の凛《りん》とした姿勢のなかに、「何かを成し遂げる人」というもともと備わっていた〝力〟を感じたのでしょう。

この日をきっかけに事務所を何度か訪ね、一九九一年一二月、最後の三クールの抗がん剤治療を受けるための入院生活に入りました。そして、最初の治療のダメージから回復したころに初めて見舞いに来てくれた辻本から「大事な話があるの」と切り出されました。「治療が一段落したら、COMLにスタッフとして入らない？　あなたといっしょにCOMLの活動をしていきたいの」と誘われたのです。考えてもみなかった誘いにとても驚きましたが、同時に「この人となら真剣に生きられる」という直感から二つ返事で引き受けました。このことが私のCOMLで生きるスタートとなりました。

辻本と出逢って以来、会って話すたびに意気投合し、急速に関係性が構築されていきました。スタッフとして働く前からCOMLの会報誌へ闘病記の寄稿も頼まれて、「遊病日記」と題して書き始めていました。一二月に最後の化学療法を受けるために入院した際もワープロを病室に持ち込み、時を忘れて体験談を書き綴りました。

限界のなかでの忘れられない経験

しかし一方で、化学療法の副作用による身体へのダメージを感じ始めていました。手術時の抗がん剤の腹腔内注入を除けば八クール目となった化学療法のあと、「これ以上治療を受けると、回復不可能な取り返しがつかない副作用が生じそうな気がする」という身体の悲鳴が聞こえたのです。主治医は毎回かなりのスピードで抗がん剤入りの点滴を滴下するので、嘔吐の副作用は半端なく襲いかかりました。

当時私が受けた化学療法は、導尿をして寝たきりになるのですが、抗がん剤を入れた翌日には導尿のチューブのなかは真っ赤で、血尿がしばらく続きました。回を重ねるたびに腎臓の機能が悪化し、正常なところまで回復できるかどうかのギリギリまできていたのです。

さらに、ようやくベッドの上に座ることができるぐらいに嘔吐・悪心《おしん》が治まりかけた八クール目の治療から一週間後、ようやくトイレに行くことができたのはいいのですが、激しい下痢に見舞われ、血圧が一気に低下してしまいました。何とかトイレ内のナースコールを押すことはできたものの、その後、視界が真っ暗になり、手足は電流が走っているかのようにしびれていました。トイレに駆け込んできた看護師たちが車椅子に移乗させてベッドまで運んでくれたのですが、自力では何もできません。おそらく、看護師から見れば完全に意識を消失した状態に見えたのでしょう。

しかし、耳だけは鮮明に聞こえていました。看護師が血圧を測っていることが耳からの情報でわかり、「血圧が測れないぐらいに低下している」という声を「血圧が測れないのか……」と冷静に聞いていました。やがて「ようやく血圧が測れるまでに回復。上が六〇」と別の看護師に伝えている声が聞こえてきました。その後、うっすらと視界に光を感じ、手足の感覚もゆっくり戻ってきました。そのような経験から、意識がないように見えていても、聴力はかなり維持され理解できていることを実感したのです。

余談ながら、私はもう一つ不思議な経験をしています。卵巣が破裂したときの手術の麻酔から覚めたときの体験です。

　ふと気づくと、横たわっている私を私自身が上方から静かに見下ろしていました。その空間はとても神聖な空気に満ちていて、何よりも私の感情は〝無〟でした。恐怖も不安も疑問も喜びも一切ない〝無〟の状態です。そして、つぎの瞬間、私が私の身体のなかに入り、視線の先を追っていました。そこは天井も壁も床も、遮《さえぎ》るものが何一つない不思議な空間でした。つぎに右の肩を起点にして合体するかのように右腕の感覚が戻りました。「あ、右手が戻った。あ、左手が戻った」。そして、足も同じように「右足が戻った、左足が戻った。これで全部戻った」と思ったときに、再び覚醒《かくせい》して、病室のなかにいたのです。神聖だったのはそこまでで、そのあとは激しい嘔吐に襲われる苦痛が始まったわけですが……。

　この経験を通して、私は「死とは感情がなくなること」と考えるようになりました。卵巣破裂後の手術直前のときも、不安や恐怖はなく、私のすべてのエネルギーは激痛が続いて息絶えのなか、ただただ呼吸することに使っていたように思います。つまり、不安や恐怖があるというのはまだ余裕がある状態で、ギリギリのところにくると感情は入り込む余地がなくなり、さらに肉体から魂が離れると感情は消えるのではないかと自分の経験を通して解釈しています。

もちろん普遍化するだけの根拠のない、個人的な経験に基づく考えです。しかし、このような体験ができたことも、私の人生においてはとても大きな意味を占めています。「死」とは恐れるものではなく、肉体を持つ人間に備わってしまっている自力ではどうしても制御できない〝感情〟を昇華できることなんだと感じたのです。それを二〇代半ばで実感できたことは、再発していつ死が訪れるかわからない状況に置かれていることを受けとめる揺るぎない覚悟となり、「どう生きるか」というその後の人生の方向性を定める原動力となりました。

新たなスタートへ

卵巣という子宮付属器以外は頑丈にできているおかげで、強力な抗がん剤の副作用にも打ち克ってきました。しかし、八クール目の化学療法を終えて、身体の声に耳を傾けたとき「いまが治療をやめる時期だろう」と判断しました。

また、三回目の入院前の退院中に、大阪対がん協会が実施した無料相談会でセカンドオピニオンを求めました。そのとき出会った産婦人科医は私の考えを理解し、「自分のことは自分で決める。これからの時代、患者さんにきちんと情報を提供して、患者さんの意思を尊重することは大事です」と明確に同意してくれました。そしてみずから「別の医師の診察を望むなら、私でよければ診ますよ」と言ってくださったのです。その後、産婦人科医が勤務する病院を一度受診していて、「いま受けている化学療法が一段落したら転院してきてはどうか」と提案されていました。

そこで主治医に、九クール目の治療直前、自分の意志で九クール目の化学療法を受けずに退院したいこと、今後は別の病院で内服の抗がん剤を服用しながら経過観察をすること、一年半の経験から主治医に感じていた疑問点や改善点の希望も冷静に伝え、治療にピリオドを打ちました。

主治医との最後の話し合いは哀しいくらいにがっかりする内容でしたが、見切りをつける機会にはなりました。そして、「さぁ、これから私を生き抜くぞ」といった前向きな気持ちでスタートを切り、一九九二年二月、ＣＯＭＬのスタッフとして歩み始めたのです。

1章　患者、家族の声を聴く

——電話相談

五万九〇〇〇件の声

辻本好子がCOMLの活動を始めたいと思うようになったのは、COMLを立ちあげる前の八年間、別のグループでの活動の経験からでした。たまたま高校時代の友人だった弁護士と再会し、「医療をよくする会を立ちあげたいので、手伝ってほしい」と誘われ、最初はボランティアでかかわったようです。その後、事務局長となり、医療訴訟を手がける弁護士と協力医(医療訴訟などで医療内容を検証する際に意見を述べてくれる第三者の医師)をつなぐコーディネートや、一般の人から届く電話相談に対応していました。

その活動のなかで、バイオエシックス(生命倫理学)という生命の倫理的な問題をさまざまな分野で研究する学問と出合い、「いのちの主人公は自分自身」であると実感します。そして、「弁護士のもとを訪ねて来る私がいま出会っている人は、患者全体から見るとごくごく一部。もっと一般の患者が意識を変えないと医療はよくならない」と考えるようになりました。

そこで、そのような活動を主宰者である弁護士に提案したところ、「そんなにやりたければ、自分でやってみたら」と言われ、さまざまな人に辻本が感じていた活動の必要性を説いて回りました。すると大阪の弁護士たちが、「たしかに大切な活動だと思う。大阪で立ちあげるなら協力してもいいよ」と言ってくれたそうです。おそらく、まさかほんとうに大阪で立ちあげるとは思わず、ある種のリップサービスだったのでしょう。しかし、それを真に受けて、約二〇名の発起人を集め、ほんとうに大阪に出てきてＣＯＭＬの活動をスタートさせたのでした。とくに最初から取り組んだのが、電話相談でした。

そして、それはいまも変わらず、ＣＯＭＬの日常の活動の柱となっています。二〇一八年五月末時点で、電話相談の総数は五万九二九〇件に及んでいます。

このような電話相談に対応しているスタッフは、医療者ではなく、患者・家族の立場という人たちです。一九九五年までは主に事務局スタッフが相談に対応していましたが、一九九五年以降は少しずつ増えていったボランティアスタッフを中心にしています。

もちろん、相談スタッフになるためには、ＣＯＭＬ独自の研修を課しています。「医療のような専門的な内容の相談を素人《しろうと》が受けられるのか」と問われることもありますが、私自身も二万件を超える相談に対応してきた経験から、ＣＯＭＬの場合、相談とは答えることではなく

「聴く」ことだと確信しています。

たとえば、「Aという薬の副作用が知りたい」との相談があったとします。公的な機関であるPMDA（独立行政法人医薬品医療機器総合機構）のホームページで得られる医療用医薬品の添付文書などの情報を調べれば、答えることは容易にできます。しかし、そのときにAという薬の副作用については解決できたとしても、その後Bという新たな薬が処方された場合、また同じことを繰り返すのでは意味がありません。

相談に対応するとは、相談者がなぜ薬の副作用がわからない状況になっているのかをしっかり聴き出し、この先同じような疑問を持たずに済むためには何が必要かをいっしょに考えることだと思っています。

そこで、まずは相談者の話を遮《さえぎ》らず、ジクソーパズルのピースをはめ合わせるように聴いていきます。そして相談者の話が一段落したところで、「このピースがないと全体像がわからない」という内容をこちらから質問したり、確認したりして情報を補塡《ほてん》していきます。そうすることによって、相談者がなぜ相談するに至ったのかの背景を理解するわけです。

相談者の問題整理の手伝いをしたうえで、つぎは相談内容に対して、相談者がどうしたいと思っているのか、本音を引き出します。そして、相談者の希望を実現し、主体的に問題解決をしていくために必要なアドバイスや情報提供をします。

しかし、問題解決の方法がない相談も少なくありません。そのようなときに私たちにできることは、ともかく相談者の想いを受けとめ、寄り添って、聴ききるほどに聴くことだと考えています。

「聴く」ことを相談のメインにした結果、六万件近い相談の平均所要時間は約四〇分です。相談の長時間化は年々進み、一時間半や二時間を要するものが毎日必ず届いているのが現状です。

事務所が大阪市にあるため、電話相談を受けていると言うと、相談者は関西の人たちが大半だと思われがちです。しかし、実際には関東地域からの相談が最も多く、つぎに関西という状況です。もちろん北海道から沖縄まで全国から届きますし、時折、海外で暮らしている人からの相談もあります。どういう地域からの相談が多いかを見てみると、患者の権利意識の高い地域と一致する傾向があります。現在、関東方面在住の相談ボランティアスタッフ希望者が増えてきているので、二〇一九年度を目途《めど》に、東京でも相談活動を始めるべく準備を進めています。

患者を取り巻く環境が変わる

活動を始めた一九九〇年当初は、患者には情報が閉ざされていましたから、抗がん剤以外の薬ですら薬剤シートの薬剤名は切り取って渡されていました。そのため、「これは何の薬ですか？」と問うと、「あなたに必要な白い錠剤です」という回答が返ってくるという、今では冗談としか思えないような対応がまことしやかにおこなわれていました。

それだけに、届く相談も受け身の姿勢のものが多く、誰にも言えなかった想いを吐き出したあと、解決方法についての話になると「自分で何か行動を起こすなんてとんでもない。話を聴いてもらえただけで気持ちが楽になりました」と受話器を置く相談者が多かったのです。

しかし、一九九〇年代は患者を取り巻く環境が目まぐるしく変化した一〇年間でした。一気に情報社会となり、それに伴い一九九〇年代半ばには、がん患者に病名とステージを告げることとは当たり前になり、一九九〇年代の終わりには余命を含めてすべて伝える時代へと変化しました。

副作用や合併症なども事前に伝える必要性が叫ばれ、全身麻酔による手術を受けるとなれば、麻酔による死亡確率まで示されるようになりました。そして、それまで表沙汰にならなかったマイナスの情報も明るみに出て、ソリブジン事件（一九九三年、抗ヘルペスウイルス薬のソリブジンと抗がん剤の併用による副作用で一五名の死者を出した）や薬害エイズ事件（一九八〇年代に、おもに血友病の患者に非加熱の血液製剤を使用したことにより、多くの人がＨＩＶに感染した）など、さまざまな医療に関する事件が世間を騒がすようになっていきました。そのような変化とともに患者の権利意識が高まり、不信感が芽生え始めた時期でもあります。

また、活動のスタート当初は皆無だった医療費にまつわる相談が、一九九七年ごろから届くようになりました。受けた医療の対価として、どのような項目に、いくら支払っているか関心を持つ人が少しずつ増え始めたのです。

そして、一九九九年一月一一日に、横浜市立大学医学部附属病院での患者取り違え事件（肺疾患と心臓疾患の患者を取り違えて手術）、一ヵ月後の二月一一日、東京都立広尾病院での消毒液を点滴に誤注入した患者死亡事故をきっかけに、マスメディアの医療事故・ミスの報道が一気に過熱しました。それに煽《あお》られるかのように、ＣＯＭＬに届く電話相談は医療不信一色となり、件数も右肩上がりに急増しました。

不信感は二〇〇三〜〇四年にピークを迎え、平均約四〇分の電話相談が月に五百数十件届くようになったのです。この時期は新たに提起された医療訴訟が年間一〇〇〇件を超えた、これまでにない二年間でもあります。受話器を取るなり「医療ミスに遭《あ》った」「賠償金はいくら要求できるか?」「医療訴訟を起こすにはどうすればいいのか?」と訴える相談が、一日中続いていました。

その後も、しばらくその傾向は続きましたが、二〇〇七年になると、マスメディアの報道内容が少し別の方向へとシフトし始めました。医療現場から「少ないスタッフで十分な対応はできない」「たらい回しにしているのではなく、引き受けたくても引き受けられない現状を知ってほしい」という悲鳴にも似た声があがり始めたことも一つの理由です。また、あまりにも医療者を攻撃したことにより、医療現場の萎縮や防衛的な対応を惹起《じゃっき》したことへのマスメディアの反省もあったのでしょう。「医療崩壊」という名の下に「医師不足」や「救急医療の危機」という医療界が直面している課題をクローズアップするようになったのです。そうすると、医療事故・ミスの報道は影を潜め、それに呼応するかのように、「医療訴訟に訴えたい」という相談も激減しました。

医療安全への関心

ただ、医療不信が高まったことによるプラス効果もありました。それは、医療現場の安全に対する意識が高まるとともに、医療安全への対策が講じられるようになったことです。

医療安全管理者（セイフティマネジャーやリスクマネジャーとも呼ばれる）が医療機関に配置され、「集中力が足りない」「うっかりしているから事故が起きるんだ」と個人的な問題ととらえるヒューマンエラーから、「人は誰でも間違える」「事故が起こりやすいシステムに問題がある」というシステムエラーへと考え方が変化しました。

それとともに、患者と医療者のコミュニケーションや患者への丁寧な対応の必要性が重視され、私たち患者側が実感できるくらい目に見えて医療者の態度が変化しました。そして、今では医療機関で起きた問題は、医療機関のなかできちんと対応する窓口や体制も整えられてきています。

さらには、医療法の改正により、二〇一五年一〇月から「医療事故調査制度」が始まりました(具体例は2章の相談⑫を参照)。これは、医療に起因、または起因が疑われる死亡や死産で、医療機関の管理者(院長)が予期できなかったときに、一般社団法人日本医療安全調査機構に設置された医療事故調査・支援センターに報告をし、速やかに病院内での調査(以下、院内調査)をおこなって遺族とセンターに報告をするという制度です。

なお、この制度の「医療事故」というのは「医療過誤」ではありません。誰がミスを起こしたかの犯人探しでもなければ、過誤の有無を問うものでもないのです。医療という不確実で限界がある分野では、過誤の有無にかかわらず「予期せぬ死亡」は起きる可能性があります。それだけに、「医療を受けている際に起きた死亡で、予期できなかった」内容を集めて分析し、その結果、講じられた再発予防策を多くの医療機関にフィードバックして医療安全の質を高めることを目的に始まりました。

院内調査の際は、原則、外部の委員が加わることになっていて、それによって中立性や透明性をはかりつつも、医療現場の自主的な調査が重視されています。そして、もし院内調査に遺族が納得できないときは、医療事故調査・支援センターに第三者による調査を申し出ることができるのです。センターへの〝報告〟は遺族にはできませんが、これは認められています。第三者調査の依頼は遺族だけでなく、医療機関も可能で、遺族は二万円、医療機関は一〇万円の費用負担が求められます（二〇一八年五月現在）。

この制度ができるまで、家族が急変して亡くなっても、積極的に医療機関が調査して、遺族に説明する姿勢を示さない限り、遺族は何が起きたかを知る術《すべ》はありませんでした。どうしても知りたい場合は弁護士に依頼し、「カルテ開示」や「証拠保全」（2章の相談②を参照）という手続きを経て手に入れた医療記録を、第三者の専門家である〝協力医〟に検証してもらい、どこまで問題として問うことができるかを調べていました。そのために半年から一年もの時間を費やし、約五〇万～六〇万円もの費用をかける必要がありました。

それが、第三者を入れた院内調査がおこなわれ、遺族に報告する制度が始まったわけです。なのでこの院内調査の結果をいかにわかりやすく遺族に説明し、遺族の疑問に答える姿勢をいかに医療機関が示すかによって、トラブルや法的解決に至らずに、納得する遺族が増えるのではないかと期待しています。

医療事故調査制度は、厚生労働省で二〇一二年から「医療事故に係る調査の仕組み等のあり方に関する検討部会」が設置されて、基本的なあり方についての議論が交わされ、私も構成員の一員として意見を述べ続けてきました。そこで常に確認していたこの制度の目的は「原因究明及び再発防止を図り、これにより医療の安全と質の向上を図る」ことであり、前向きな制度として始まるはずだったのです。しかし、開始から二年以上経過しても制度がなかなか周知されず、医療者ですら制度を適切に理解していない人がいることを歯痒《はがゆ》く思っています。

私たち患者側も理解しておく必要があるのは、院内調査や第三者による調査をしたからといって、死因が必ずしも究明できるとは限らないことです。そのあたりが、医療の不確実性と限界でもあります。

ただ、死因を究明するのに少しでも近づきたいとしたら、解剖は非常に大きな役割を持っています。でも、多くの場合、突然家族が急変して亡くなり、解剖という話になると「亡くなってまで切り刻まれるなんて……」と拒否する人が大半です。ところが、家族の死から二〜三カ月経つと「やはり死因を究明したいのですが……」という相談が届くことが少なくありません。それだけに、何も起きていない〝平時〟から、解剖をするかしないかで死因究明の確率が大きく変わることを知っておく必要があるでしょう。

また、遺体にCTやMRIを用いておこなう画像診断を「死亡時画像診断(Ai)」といいます。

これは、画像で得られる情報と得にくい情報があるだけに万能ではありませんが、骨折や出血性の病態ならば有力な情報が得られることも多いようです。理想を言うならば、死亡してからできるだけ早い時間にAiと解剖の両方をおこなっておくことが死因究明に近づくことなのだと思います。

このような制度の内容を知っているのと知らないのとでは、突然身近な人が予期せずに亡くなってしまったときの対応に違いが出てくるでしょう。もちろん、予期せぬ死が起きないに越したことはないのですが、知識を備えておくことは必要ではないかと思っています。

どの医療機関を選ぶといいのか

現在、医療で進められているのは、「医療機能の分化」です。医療機関は高度急性期、急性期、回復期、慢性期などと機能によって分類されていますが、患者はそれぞれの病状に合わせて、適切に対応する医療機関を選ぶ必要性が生じてきています。

ところが、電話相談には今なお「入院してまだ間もないのに、転院や退院の話をされるのはなぜ？」「入院して二週間で追い出された」といった声が届きます。

急性期病院と呼ばれる病院は、短期間で積極的・集中的・専門的な治療をおこなうことが役割です。診療報酬の改定ごとに医療機関の機能分化が際立つような方向性が示され、機能に則した対応をしないと経営的に成り立たない仕組みになっています。つまり、急性期病院では患者の入院期間を短くし、症状が落ち着くと紹介元の診療所や地域の病院に戻ってもらったり(逆紹介)、回復期や慢性期など、別の機能を持った医療機関に転院してもらわないと立ちゆかなくなるのです。

このようなことを知っておくと、「私の病状なら、どのような機能を持った医療機関を選べばいいのだろう」と発想の転換ができます。それが冷静に医療を受けることにつながるのです。

医療機能の分化が進められている背景に、日本は他の国に例を見ない急速な高齢化が進んでいるという現状があります。「二〇二五年問題」と呼ばれているのは、二〇二五年に団塊の世代(一九四七〜四九年生まれの約八〇〇万人、現在約六〇〇万人)が全員後期高齢者となり、三人に一人が六五歳以上、五人に一人が七五歳以上という高齢社会を迎えるにあたってのさまざまな問題です。とくに高齢者が急増するのは都市部で、地方では全体的に深刻な人口減が進むと言われています。高齢者人口がピークを迎えるのは二〇四〇年で、それ以降はすべての地域や世代で人口が減少していくわけです。

そのため、まずは二〇二五年にどのような医療が必要とされるのか、各都道府県でビジョンを作成することになり、二〇一七年三月までにすべての都道府県で「地域医療構想」が策定されました。そしてその構想に向けて、現在、医療機関の調整がおこなわれています。

高齢者が増えるということは、認知症を含む複数の慢性疾患を持つ人が多くなるということです。そこで、医療と介護を切れ目なく利用する対策が急ピッチで講じられています。

しかし、これは行政や医療・介護関係者だけの課題ではありません。私たち一人ひとりが考えていく必要があるのです。自分の暮らしている地域では医療や介護がどのような状況にあり、在宅医療を望むとすれば訪問診療をしてくれる医師や訪問看護ステーションは十分なのか。介護が必要になったら、どこに相談して、どのような手続きが必要か。二〇二五年には自分や家族が何歳になっていて、誰とどこで暮らしているのか。そのようなことを考えて、今から準備しなければ、医療・介護が必要になったときに、慌てず対応することもできなくなるのです。

二〇一四年の医療法の改正で、じつはその法律に初めて「国民」が主語の条文が定められました。

医療法六条の二

3　国民は、良質かつ適切な医療の効率的な提供に資するよう、医療提供施設相互間の機能の分担及び業務の連携の重要性についての理解を深め、医療提供施設の機能に応じ、医療に関する選択を適切に行い、医療を適切に受けるよう努めなければならない。

一読すると、何とも厳しいことを「国民」に課しているように思われます。しかし、医療法の改正でこのような条文を盛り込むことを厚生労働省社会保障審議会医療部会の委員として了承した一人でもある私は、むやみやたらと「国民」に責務を課した条文ではないと受けとめています。

私の解釈は、機能分担や連携の重要性を理解し、適切に選択して、適切に医療を受けるためには、それを実現するのに必要な情報を提供してくださいと声をあげていいと、医療法で認めたということです。つまり、もう行政や医療従事者任せではなく、利用者である私たち患者、住民が主体的に行動しなければ現状は変えられないと自覚をすることが大切だということなのです。

患者の不信感はなぜ医師に向かうのか

最近の相談の傾向として、最も多いのが「症状について」です。

情報が増えた分、情報の波に溺れるかのように翻弄《ほんろう》されている人が増えてきています。遺伝子レベルの細かいことまでわかるようになり、検査の精度が上がると、医師からの説明はより専門性が高まります。相談では逆に「いっぱい説明されたけれど、ほとんど理解できなかった。わかりやすく説明してほしい」「インターネットで調べたらサイトによって書いてある内容が違っていて、どのように理解すればいいかわからない」という基本的な内容が増えているのです。

また、患者側の不満が不信感に発展してしまった内容も数多く届いています。とくに患者・家族の期待がいまだ医師に一極集中していることの〝裏返し現象〟から、不満や不信の矛先《ほこさき》が向かうのは医師になりがちです。じつに相談全体の約四割で、医師への不満が語られています。

このなかには、本来ならほかの職種に向けられるべき内容ではないかと思うものも多く、薬についての相談なのに薬剤師が相談者の話に一度も登場しなかったり、日常生活の工夫やリハビリに関することも医師に期待を寄せていたりするのが現状です。

医療者にとって医療はチームでおこなうものだという意識が当たり前すぎて、医師以外の医療者の専門性や役割を患者に伝えていないことが、医師以外の職種についての理解を阻む原因の一つではないかと改めて感じています。今では、患者もチーム医療の一員と言われる時代になりました。しかし、チームの一員に加えるならば、チームを構成しているメンバーの専門性や役割を説明し、患者の理解を得られていなければ機能しません。それだけに改めてチーム医療を見直し、患者には、何が期待できる専門職なのかを伝えていくことから始めてもらいたいと思っています。

不信感の背景

さて、医師に対する不満の原因として、「説明不足」「対応がいい加減」「話や想いを聴いてくれない」「不誠実な態度」「結果に納得いかない」が挙げられます。そして、それらが複数重なると不信感へと発展するのです。

不信感にまで発展した相談のなかで最も多いのは、急変による患者の死亡について「何かあったに違いない」と訴えてくる遺族からの相談です。予期せず家族が亡くなり、医師から十分な説明がない、あるいは説明があっても納得できる内容ではなかったというときに不信感に陥ってしまいがちです。

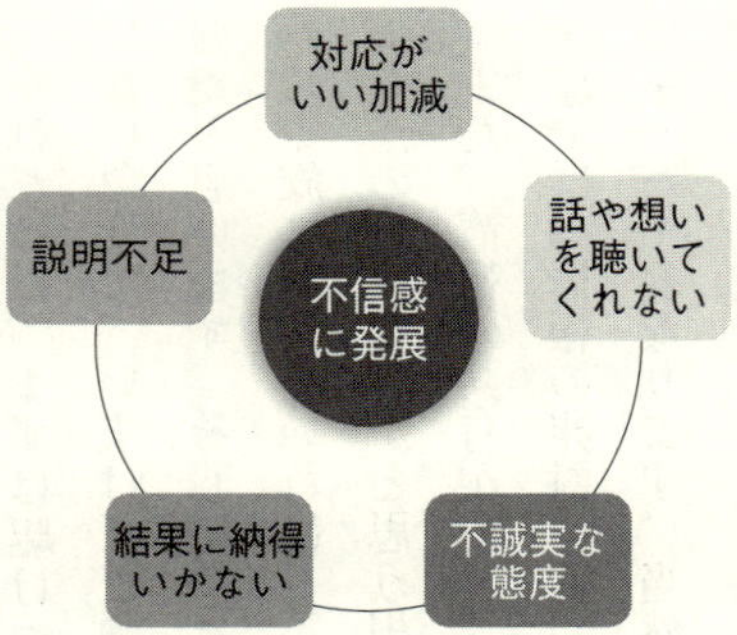

医師への不満

とくに強い不信感を抱いている相談に見受けられる共通項が、急変の知らせを受けて医療機関に駆けつけた家族に対して、医療者側からの言葉かけや説明がほとんどなされていないことです。そのうえ、処置中だからと病室にも入れてもらえず、廊下で延々と待たされていると、家族は患者の状態を想像するしかありません。あれこれ家族で想像しているうちに、マイナスのことばかりが膨れ上がります。一方、医療現場は「検査結果が出そろった」「説明できる材料がそろった」となってから説明しようという態勢に入ります。しかし、そこに至るまでにはかなりの時間が経過しているのです。

それだけに、まずは駆けつけた家族に声をかけて、「何が起きたかを説明したいが、思いがけない急変で、いまはまだ説明できるだけの情報がない」ことを伝えるという発想の転換が必要だと思います。そして、その後に何か判明したり、変化があったりしたら少しずつでもいいから家族に伝えていれば、不安であることに変わりはなくとも、ここまでの不信感に至らずに済んだのではないかと思う相談が多いのです。

また、情報の共有ができていない場合も、後々の不信感に発展してしまうことがあります。医療では〝情報の非対称性〟と言われ、前提となる専門知識や情報の質と量が医療者と患者ではまったく異なります。当然ながら、医療者のほうが専門的な知識や情報量は圧倒的に多いのです。

そればかりか、一般的な日本語を介しても、イメージに隔たりが起こりがちなのが医療です。たとえば「簡単な手術」と言われても、医師の思い描く「簡単」と患者の思う「簡単」とでは大きな違いが生じることがあります。また、「比較的効く抗がん剤」と聞いて、患者は「七〜八割の確率でがんが消える」と思っていたら、医師は「三割くらいの確率で少し小さくなる」と期待していた、という具合にイメージする内容に乖離《かいり》が生じがちなのです。それだけに、お互いのイメージが乖離したまま治療を受けると、期待外れの結果が生じた際に「こんなはずではなかった」となってしまいます。

そして、何かマイナスの事態が起きた場合に、真摯《しんし》な対応があったか否かも患者側の気持ちを大きく左右します。真摯な対応の基本としては、迅速な初期対応、適切な言葉づかい、逃げ腰ではなく向き合う姿勢、一貫性のある説明が挙げられます。そのような対応があるかどうかで、患者側の気持ちが収まるのか不信感へ突き進むのかを二分するように感じています。

患者と医療者の想いのズレ

つぎに感じているのが、医療現場では患者と医療者の想いのズレが起こりやすいことです。最近、病院の院内研修会での講演に招かれた際、医師から「患者さんに説明しようとすると、『録音していいですか？』と言う人が増えてきました。これは認めないといけないと思いますか？」という質問をよく受けるようになりました。説明内容を録音されると証拠を取られているようで、話に制約がかかる、揚げ足を取られないように非常に気を遣《つか》うので抵抗があるというのです。

私もこれまで電話相談を受けるなかで、相談終了時になって「今の相談のやりとりを録音していたのですが、家族に聴かせていいですか？」と言われたことが何度かあります。最初に「録音していいですか？」と言い出しにくくて終了間際に確認したのだろうと頭では理解できますが、やはり「あとから言われてもなぁ……」という気持ちは正直なところ生じます。ですから医師が抵抗を覚える気持ちは理解できます。でも、まだ言ってくれるだけありがたいと考え、今ではどの電話相談も録音されていることを前提として、対応するようにしています。

ところが、患者側にしてみると、録音したいという理由は必ずしも「証拠を取るため」ではないのです。電話相談でも「医師の説明を録音してもいいでしょうか？」と聞かれることがあります。その際、理由を問うと、ほとんどの場合、「一回聞いただけでは理解できないので、何度も聞き直したい」「説明の場に同席できない家族に同じ内容の説明を聞かせたい」ということなのです。

おそらく、証拠を取りたくて録音する人は、胸のポケットなどにＩＣレコーダーやスマートフォンをしのばせてこっそり録音するのでしょう。最近の機器は性能がいいので、机の上に置かなくても小さな音声まで拾ってくれます。

それだけに、あらかじめ録音の是非を問う人には、何らかの理由があるはずなのです。ですので、患者側もきちんと理由を伝えたうえで、録音の許可を得るように節度をわきまえる必要があると思いますし、一方の医師には、患者の必死の想いも理解してもらいたいと思っています。

患者の要求や行動の理由を理解できれば、物事は前向きにとらえられるのだと思います。患者側は率直に確認することを恐れ、医療者側は「どうせ○○だろう」と思い込んでしまって、想いにズレが生じていることに気づかなくなります。患者と医療者がもう一歩踏み込んだコミュニケーションによって、お互いの本音が出し合え、お互いの理解につなげていくことが大切なのです。

セカンドオピニオン

最近では患者、医師ともにずいぶん抵抗がなくなってきたセカンドオピニオンにしても、かつてはよく想いのズレがありました。患者が「セカンドオピニオンを求めたい」と望むと、「この患者は私に不信感を抱いているのか」と受けとめる医師が少なからずいました。でも、患者としては治療を受けるかどうかの大きな決断をするときに、もう一人別の専門家の意見を聞いて「確認したい」というのが本音です。今では、セカンドオピニオンは患者の当然の権利と考える医師や、「セカンドオピニオンを受けてもらったほうが私への信頼を篤くして戻ってくる」と言う医師まで登場しています。もちろん、時代の変化が後押ししている部分は大きいでしょう。

ちなみに「セカンドオピニオン」ですが、この用語が日本で使われるようになったのは、一九九〇年代の初めごろです。そのきっかけは、米国で一九八〇年代に「外科医の判断で過剰な手術がおこなわれているのではないか」と保険会社の間で問題になったことでした。米国は日本のように国民皆保険ではありませんので、多くは民間の医療保険に加入しています。どのような保険なのかによって、受けられる検査や治療の費用の上限が定められているのです。

過剰な手術を抑止するために、保険会社では「最低二名の医師が必要性を認めなければ手術の費用を支払わない」と決定しました。これによって「セカンドオピニオン」という用語が登場し、米国では手術を受ける際にセカンドオピニオンを求めることが一気に広まりました。これは、患者にとっても「必要性を納得したうえで手術を受けられる」という利点があると判明しました。

米国で広まったことによって、日本にも「セカンドオピニオン」という用語が入ってきました。では、それまで日本でセカンドオピニオンを求める動きがなかったのかと言えば、そうではありません。水面下では結構おこなわれていました。やはり治療について重大な決断をするときは、別の専門家の意見を聞いてみたいというのは人間の自然な感情だからだと思います。

「セカンドオピニオン」という用語が広まるにつれ、水面下ではなく堂々とほかの医師の意見を求める人が増え始めました。じつは、それが医師の疲弊《ひへい》につながってしまったのです。なぜなら、セカンドオピニオンを求める人は、質問したいことがたくさんあります。一人に三〇分を費やすとして、一日にセカンドオピニオンを求める人が五人やってくると、それだけで二時間半も要するわけです。外来の患者の待ち時間が長くなるとともに、医師の診察時間も延長します。とくに「有名な医師に『だいじょうぶ』と言われたい」一心でセカンドオピニオンを求める人が少なくなかったことも、問題視された一因でした。

そこで、二〇〇二年の医療法の改正によって、広告規制が緩和されたことをきっかけにして、複数の大学病院で一般外来とは別に、「セカンドオピニオン外来」のモデルケースが設置されました。その動きが全国に拡がり、現在はセカンドオピニオン外来を設けている医療機関が増えています。

セカンドオピニオン外来の特徴は、基本的に診察や検査はおこなわず、持参した主治医の紹介状と検査データを見て専門医が「意見を述べる」ということです(なかには「サマリー」や「意見書」と呼ばれる、意見を要約した文書を渡してくれる病院もあります)。紹介状は正式には「診療情報提供書」と呼ばれるのですが、これは医療費の保険点数では「診療情報提供料」として定められています。「セカンドオピニオンを求めるために紹介状を書いてください」と依頼した場合には、一般的な紹介状の二倍の点数が定められていて、検査データとともに発行されるのです。

紹介状が保険点数で定められている一方で、セカンドオピニオン外来のほとんどは保険が利きません。つまり、保険外の自費扱いで請求されるため、病院によって費用が異なります。三〇分で二万~三万円と高額な設定がされていたり、制限時間を超えると追加料金が請求されたりします。また、受付をした日に意見を得られることは少なく、改めて日時を指定されるのが一般的です。それだけに、セカンドオピニオン外来を利用するときは、あらかじめ病院に電話をしたり、ホームページを見たりするなどして、料金や待ち時間について調べておくことが大切です。

このようなセカンドオピニオン外来の特徴を知ると、セカンドオピニオンの目的によっては、不向きな場合があることに気づくと思います。たとえば「白紙の状態で一から診断してもらいたい」「転院して治療を受けるために意見を求めたい」といった場合です。そのようなときは、セカンドオピニオン外来ではなく、一般外来の初診で受診することが必要になってきます。

患者の理解を妨げているもの

情報が溢れる時代になり、医療現場でも医療者が知り得た情報は患者にすべて伝える時代となりました。患者は病状や治療方法について詳しい説明を受け、その内容を理解する努力をしたうえで、どのような治療を受けるかを選ばなければなりません。

しかし、患者と一括《ひとくく》りに言っても、もともと持っている情報や知識、理解度などは人によってさまざまです。誰でも一律に理解、選択ができるわけではないだけに、医療者には患者が理解するためのサポートをしてほしいと、医療者向け講演の機会があるごとにお願いしています。

しかし、その一方で、医療現場には患者の理解を妨げていると感じる要因があります。以前からよく挙げられる患者の苦情として、「医師はカルテばかり見ていて患者の顔を見ない」という内容がありましたが、最近では「医師はパソコンに向かって話す」に変わってきました。電話相談でも「私は担当医の真正面の顔を見たことがないので、横顔しか知りません」という声が届いたことがあるぐらいです。

私はこの苦情は、コミュニケーションの苦情だとずっと受けとめていました。ところがある高齢者からの相談で、「高齢になると耳から入ってきた言葉が頭のなかでつながるのに時間がかかる。それなのに、あらぬ方向（パソコン）を見て説明されると、自分の問題だという認識ができず、理解するスタートラインにすら立てない」という話を聴いたのです。なるほど、きちんと目を見て話してくれないというのは、単なるコミュニケーションの苦情ではなく、理解を妨げている要因の一つなんだと教えられました。

また、最近は一時間以上の長い時間をかけて説明してくれる医師も増えています。しかし、ショックを受けたり、シビアな病状だったりすると、途中で頭のなかが真っ白になってしまい、いくら一生懸命説明してもらっても、内容が頭に入ってこないということは起こりがちです。

もし、すぐに結論を出さなくてもいいぐらいの余裕がある場合は、一時間を二回にわけて、最初は概要を一〇分ほどで伝える。そして精神的に落ち着いたところで、後日、残りの五〇分を使ってじっくりと細かい説明をする、といった工夫をしなければ、理解はむずかしいのではないかと思います。

なぜいまも「説明不足」なのか

また、情報の共有が不足していても、患者の理解を妨げることになります。というのも、電話相談に届く医師への苦情の中身を分析していて数年前から気になっているのが、「説明不足」を訴える相談者がいまだに後を絶たないことです。

日本医師会第二次生命倫理懇談会が一九九〇年にインフォームド・コンセントを「説明と同意」と訳し、「これからの日本の医療現場に普及する必要がある」と記者発表してから四半世紀が過ぎたにもかかわらず、です。しかも、非常に基本的な内容を「説明されていない」と訴える人が多いのです。

最近は、一般的に詳しく丁寧に説明する医師が増えました。

それだけに不思議に思い、説明不足の結果に陥っている相談者には必ず、「説明の時間を取ってもらえなかったのですか」と確認するようにしています。すると、大きな決断を要するような病気の場合は、ほとんどが「いえいえ、説明は一時間ほど受けました」と言うのです。

そこで、さらに深く相談者の話に耳を傾け分析した結果、説明不足の原因の一つとして、皮肉なことにインフォームド・コンセントが定着していることが挙げられるとわかりました。

インフォームド・コンセントは本来、〝患者の権利〟の概念として米国で生まれました。つまり「どんな病気や病状であっても、患者が知りたいと望めば説明を受ける権利がある」というのが、インフォームド・コンセントの原点なのです。ところが、日本に上陸して以来、インフォームド・コンセントは「説明すること」と解釈されて広まりました。そのため、現在の日本の医療現場におけるほとんどのインフォームド・コンセントは、医師が必要だと思った情報の、ある種一方通行の提供になっているのです。

しかも、長時間かけて詳しい専門的な内容を口頭で説明されます。医療にまったくの素人《しろうと》で基礎知識もない患者や家族が、それらの説明のすべてを理解し、記憶に留められるわけがありません。おそらく、理解し、記憶できる患者のほうが少数でしょう。そのため、医師は時間をかけて説明し、患者も一度は耳を通過させた内容であっても、「理解できなかった」ことは、結果的に「聞いていない」ことになってしまっているのです。

それでは、せっかく長い時間と多大なエネルギーをかけて説明した内容も生かされません。それだけに、十分な説明を患者が理解し、情報の共有に至るインフォームド・コンセントのあり方を考える必要があると感じています。

その具体的な方策として、主治医が説明した後、研修医や看護師が「今日、主治医から大切な説明があったと思いますが、どのような治療で、どれぐらいの治療効果が期待できると受けとめましたか？」と患者みずからに言語化してもらうような確認のしかたをしてはどうでしょうか。そうすれば、もし患者が誤って思い込んでいる内容があれば浮き彫りになり、理解が不十分な点も明らかになります。その後は、チーム医療で情報の補塡《ほてん》をすることができるわけです。治療を始める前のできるだけ早い時期に、このような情報の共有をはかることが、後々の不信感を防ぐことにもなると思います。

インフォームド・コンセントが一九九〇年に「説明と同意」と訳して発表されてから三〇年以上が経ちました。そうすると、医療界でも「インフォームド・コンセントでは不十分ではないか」という声が挙がるようになりました。そこで新たに登場した考え方が「シェアード・デシジョン・メイキング」です。残念ながら、インフォームド・コンセントと同じくカタカナ用語であることで「わかりにくい」と思われるかもしれません。略して「SDM」と呼ばれることもあります。「シェアード」は「共有する」という意味です。「デシジョン・メイキング」＝「意思決定」ですので、患者と医療者が情報を共有し、話し合いながら共に考えて決めていきましょうという考え方です。私は、これがまさしく「寄り添う医療」につながるのではないかと思っています。

インフォームド・コンセントが当たり前になるにつれ、一方的に説明し、「では説明文書もお渡ししますので、来週までに答えを出してきてください」と患者に自己決定を求める若い医師が増えるようになりました。「何か丸投げされたようで、最近の医療は冷たいですね……」と嘆く相談者も少なくありません。それだけに、「一緒に考えましょう」という姿勢を示すシェアード・デシジョン・メイキングこそが、これからの医療に求められていくのではないかと私は考えています。

最初は疫学や公衆衛生という患者には少し距離を感じる分野の研究者がシェアード・デシジ

ョン・メイキングの必要性を訴え、シンポジウムなどを開催していました。しかし、いまでは医療現場でも「シェアード・デシジョン・メイキングが大切だ」という声が聞かれるようになってきました。さらに患者にもこの用語や考え方が伝わり、浸透していくように私も力を注ぎたいと思っています。

医療費を知りたい

さらに比較的多いのが、医療費に関する相談です。現在、相談全体の約一〇%を占めています。医療費の明細書が発行されるようになってからは、その明細書をＦＡＸ送信してきて「内容を解説してほしい」と依頼されることが増えてきています。

医療費にまつわる相談の多くでは、医療機関の会計窓口で相談者は質問しています。しかし「間違いありません」「妥当な請求です」と繰り返されるばかりで、その根拠をわかりやすく説明してもらえなかったそうです。

これは医療費の計算が、レセプト（診療報酬明細書。最終的には健康保険組合や協会けんぽ、自治体など保険証を発行している保険者に送られるが、医療機関では毎月、審査機関である社会保険診療報酬支払基金や国民健康保険団体連合会にまとめて提出する）を作成するためのコンピューターソフトにお任せ状態になっているからだと思われます。これからは会計窓口の職員もインフォームド・コンセントの一翼を担う時代と認識し、患者の医療費について知りたいというコスト意識などに対応していくことが求められるでしょう。

また、医療費の相談の約半数を占めているのが入院時の〝差額ベッド料〟に関する内容です。差額ベッド料の請求には一定のルールがあり、一九九九〜二〇〇〇年にさらに明確化するよう、国への働きかけをCOMLでおこないました。その結果を含めて差額ベッド料にまつわる詳細は、『入院する前に知っておきたい　新・差額ベッド料Q＆A』（岩波ブックレット）を参照ください。

2章　患者や家族が直面したこと
――ＣＯＭＬに届いた相談から

この章では、これまでにCOMLに届いた電話相談のなかから、いまの医療の状況などがわかるものを選び、掲載しました。なお、この章の相談事例は、医療機関や相談者が特定されないように、またプライバシーへの配慮から年齢、性別、家族構成など一部実際とは変更して記載しています。

〈相談① 老老介護へのかかわりがむずかしい娘の立場〉

八九歳の父は要介護4で、ほぼ寝たきりの生活を送っています。八二歳の母と二人暮らしなのですが、母も要支援の状態です。私(五四歳・娘)は独身で、母が精神的に不安定なため近くに住んで、何かあれば様子を見に行っています。そのため、定職に就くことができず、経済的には全面的に両親の支援を受けています。

五月の連休中は両親宅に泊まって介護を手伝っていたのですが、そのときは父の状態は安定していました。ところが連休が明けたころ、父の体調が悪化し、自宅で点滴をしてもらっていると母から連絡がありました。点滴中は看護師が付き添っていると母が言うので、以前から他人が長時間いるとストレスだと言っていたことを思い出し、心配になって実家に行きました。そうすると案の定、母はイライラしていて、三時間にわたって不安やいらだちを訴え続けました。どうやら母は父の介護に疲れていて、父の状態が悪化したとの連絡を受けて往診に来てくれた訪問医に入院させてほしいと頼んだようなのですが、「入院するレベルではない」と断られたらしく、訪問医は点滴と付き添いを看護師に指示して帰ったそうです。

母はそれを被害的に受けとめていて、「看護師を付き添わせたのは、私が点滴を外してしまうと思って監視のために違いない。付き添いの看護師は私が部屋に入って行くと、私の一挙《いっきょ》手一投足《しゅいっとうそく》をじっと見つめていた」と言います。私は母の話を聴き、なだめて自宅に戻りました。

ところが翌日、父が母の呼びかけに応じなくなったらしく、母が慌てて連絡すると、駆けつけてきた訪問医が呼んだ救急車で病院に運ばれ、「いま集中治療室に入っている」と連絡がありました。そこで私もすぐに病院に駆けつけたのですが、医師に呼ばれて「延命治療について、どうされますか?」と聞かれました。私は「できる限りのことはしていただきたい」と言おうとしたのですが、横から母が「夫は元気なときに、助からないなら延命治療は拒否したいと言っていました。だから結構です」と私を遮《さえぎ》るように強く言い、延命治療を拒否する同意書にサインをしてしまいました。

それだけに一時はもうダメかと覚悟を決めていたのですが、その後、父は持ち直し、一般病棟に移ることができました。その病院には以前にも入院したことがあり、そのときは病状が一段落すると在宅での療養を望み退院しました。医師からはそのときのことを持ち出されて「以前にも在宅での療養を選んで退院されましたし、救急病院である当院でおこなう治療はもうありませんので、退院してください」と言われました。しかし母が「あのあと、在宅での介護をしてきて疲れが溜まっています。いま夫が帰ってきても、私には介護をする余裕がありません」と言ったことで、とりあえず今後どうするかを決めるまで入院を継続してもらっています。

ケアマネジャーは母の様子を見ていて「在宅療養は無理」と判断しているようなのですが、私はケアマネジャーの対応はこれまでも後手後手になることが多く、あまり信用できないのです。しかし、母はケアマネジャーに信頼を置いていて、ケアマネジャーのアドバイスにそって動こうとします。一方、私に対してケアマネジャーは「あなたが関与すると、ご両親の負担になるだけです」と私を遠ざけようとします。そのようななか、父の面会に行くたびに病棟看護師長や医療ソーシャルワーカーから「今後のことについてどうされますか?」「いつごろ転院や退院が可能ですか?」とたずねられて、とても居心地の悪い思いをしています。いったい、どうすればいいのでしょうか。

COML　最近の世相を映し出しているような家族関係や介護状況と、複雑な人間関係が絡んだ相談でした。おそらく娘が両親と同居していれば、ケアマネジャーも〝家族〟として位置づけ、今後についていっしょに話し合おうとするのでしょう。しかし、別々に暮らしていて、時折かかわってくるためか、父親の在宅介護の担い手である母親と、ケアマネジャー、そして娘とのコミュニケーションが十分はかれていないように感じました。

そこで、まずは母親と今後のことについてよく相談し、改めて娘の役割を明確にすることが大切だと伝えました。そのうえでケアマネジャーを加えた三人で話し合い、ケアマネジャーにも娘の役割や家族のなかでの位置づけを理解してもらい、今後の方針などを相談するところから始めてはどうかと提案しました。

〈相談②　生きがいである仕事に復帰できず死活問題〉

農業を営んでいる夫（五六歳）は、積極的な品種改良や販路の拡大に取り組んでいることで有名で、地域の農業の牽引役《けんいんやく》を担っています。本人はとても仕事にやりがいを感じていて、それだけに「からだが資本」と健康に人一倍気をつけ、毎年欠かさず人間ドックを受けていました。

三年前には「そろそろ五〇代半ばにさしかかるので、さらに詳しく調べておきたい」と脳ドックも受けました。ところがその結果、脳動脈瘤《のうどうみゃくりゅう》が見つかったのです。そこで地域の中核病院に脳ドックの結果を持って受診したところ、「動脈瘤はむずかしい部位にできているので、手術をするには危険を伴います。幸いまだ小さいので、大きくならないか経過観察を続けていきましょう」と言われ、定期的に検査を受けることになりました。

動脈瘤は少しずつ大きくなっていて、三ヵ月前の定期検査で「さらに大きくなっています。

もう手術をしないほうが危険な状態になってきました」と言われ、手術を受けることになりました。手術の前に、血管のどのような部分に動脈瘤ができていて、何がむずかしいのか、とても詳しい説明を受けました。そのため、手術の手技のむずかしさに伴う合併症は覚悟のうえで手術に臨みました。

手術の結果、心配していた合併症は起きなかったと言われてホッとしたのも束の間、「じつは、左手と左足に麻痺《まひ》が生じています。どうやら脳梗塞《のうこうそく》が起きたようなのです」と執刀医から説明がありました。そして、すぐに急性期のリハビリが始まり、二ヵ月前には回復期リハビリテーション病棟のある病院に転院して、現在も入院してリハビリを受けています。

夫にはまだ伝えていないのですが、リハビリの医師から「麻痺はどうしても残りますから、仕事に完全復帰するのは無理でしょう」と言われています。いまは仕事に復帰するどころか、装具をつけてようやく歩けるような状況です。夫は自分でも薄々回復はむずかしいと感じているようで、常に鬼のような怒りの表情で口をつぐみ、精神状態が悪化しているように思うのです。

執刀医は、脳梗塞が起きた原因については「わからない」と言っています。しかし、夫が仕事に復帰できないというのは私たち家族にとって死活問題です。せめて原因を明確にして、何らかの補償をしてもらう方法はないのでしょうか。

COML　本人にとっても、家族にとっても深刻な問題だと思います。とくに本人は意のままにならないからだの状態に焦りや怒り、将来の不安など、持って行き場のない感情を抱えているため、鬼のような表情になっているのでしょう。

脳梗塞が起きた原因について、明確に限定することはできないかもしれませんが、まずは脳動脈瘤の手術で脳梗塞が起きる場合の原因について一般論による説明を求め、そこに当てはまるかどうか聞いてみてはどうかと伝えました。

また、もし第三者の専門家（協力医）の意見を求めるとすれば、弁護士に相談し、カルテ開示や証拠保全によって取り寄せた記録をもとに、弁護士が協力医の意見を聞いて内容を検証することになります。最近は、証拠保全の労をとらず、カルテ開示で取り寄せた記録をもとに協力医の意見を求める弁護士もいますが、カルテ開示だと一部開示だったり、看護記録や手術所見、検査データが不足していたりして十分な意見が求められないこともあります。

一方、「証拠保全」というのは、裁判所に申し立てて、すべての記録のコピーや写真、画像データなどを手に入れる方法で、弁護士は民事事件として提訴するための準備としておこないます。その場合、取り寄せたい記録を目録にして裁判所へ提出し、裁判所から裁判官や書記官が医療機関に出向いて裁判所命令で記録の提出を求めます。そこに弁護士が同行して、提出された記録をコピーしたり、写真に撮ったりするのです。証拠保全が認められた段階で日程は決まりますが、医療機関に連絡が入るのは証拠保全当日です。

なお、どのような方法で協力医の意見を求めるかは、弁護士とよく相談し、必要となる時間や費用も事前にしっかり確認しておくことが大切です。また、手術の際に脳梗塞が起きたからといって、それが必ずしもミスや過誤とは言えない場合もあるだけに、補償を求めることが可能かどうかも、検証の結果を踏まえる必要があると伝えました。

〈相談③　あまりに杜撰《ずさん》な管理状況〉

私（五六歳・女性）は三ヵ月前、不正出血が続き、心配になって近くの総合病院の婦人科を受診しました。検査の結果、子宮体がんと診断され、手術を受けることになりました。

当初の予定では二月二日か九日に手術をする予定だったので、一月一五日に術前検査の予約が入れられました。そして予約した日に血液検査を受けに行くと、「今日、血液検査はできません」と言われてしまったのです。意味が理解できず、そのまま婦人科の外来を訪ね、受付にいた看護師に採血室で言われたことを伝えると、奥の診察室に確認のために入って行き、その後「先生から話があるので、呼ばれたら診察室に入ってください」と言われました。

しばらく待っていると診察室から呼ばれました。なかに入ると、医師が「手術日が二月二三日に正式に決まりました。術前検査は一ヵ月以内でないとダメなので、今日は採血ができないのです。もう一度、同意書を書き直してください。そのうえで術前検査の日を決めてください」と一方的に言われ、質問することもできない雰囲気でした。

同行していた娘が「こちらに落ち度があるわけでもないのに、あの態度はひどい」と怒りだして、その病院にある「がん支援センター」に相談に行くことになりました。がん支援センターの相談員はとても丁寧に話を聴いてくれて、「改めて医師と話し合いをしたほうがいいと思いますので、そのように連絡します」と言ってくれました。そしてその一週間後に時間を取ってもらえることになったのです。

そこで一週間後、再び娘と病院に行くと、このときは看護師同席のうえで医師と話をすることになりました。まず私が「手術は二月二三日に確定ということで予定してよろしいですか？」と確認したところ、医師は慎重になっているのか、目の前で手術部に電話をかけました。すると「えっ？　一六日と二三日両方に入っているって？」と言って、そのまま私に向かって「どっちにしますか？」と聞くのです。私は思わず「それは、早くできるなら、早いほうがいいですが……」と言うと、再び受話器を耳に当てて「じゃ、一六日で確定して、二三日はキャンセルしておいてください」と電話を切りました。私はそのいい加減な対応に、再び不信感が募りました。

かといって、ほかの病院にかわると手術が遅れるので、術前の検査を受けて、仕方なく二月一三日に入院しました。そして執刀医である部長から説明を受けたので、これまでの出来事を伝え、部長からのきちんとした説明を求めたところ、「嫌ならここで手術を受けなくてもいいんですよ。気持ちが不安定になっているなら、精神科を紹介しましょうか？」と言われて、とても傷つきました。手術は無事終わりましたが、どうにも釈然としない気持ちが残っています。

COML　手術前の検査が手術予定日の一ヵ月以内と決まっているのに、手術日が決まらないうちから検査の予約を入れたわけですから、そもそものあたりからいい加減な管理状況だと感じます。それに、手術日も二回オーダーしたのでしょうか。しかも、電話で問い合わせてはじめてそれが判明するというのは、手術部での管理も疑いたくなります。それを悪びれることなく、受話器を持ったまま「どっちにします？」と患者に聞くのも、あまりに軽々しい対応です。さらに部長まで……となると、病院自体の信用にかかわる対応だと非難されても仕方がないことだと思います。

手術は無事終了したので、相談者は何か具体的に解決しなければならない課題を抱えているわけではありませんでした。ただ釈然としない気持ちの持って行き場がなく相談をしてこられています。このようなときは、その思いを誰かに聴いてもらうだけでも気持ちが軽くなることがあります。この相談者の場合も、一時間以上かけて思いを吐き出してもらい、気持ちを受けとめて、共感、傾聴に努めました。

そのうえでさらに何かできることがあるとすれば、病院の意見箱（投書箱）や相談室を利用して釈然としない気持ちに至った経緯を冷静に伝え、病院としての改善を申し出ることはできます。そのような方法についても伝えました。

〈相談④　八時間足らずの入院で二日分の請求？〉

私（二九歳・女性）は先日、同僚との飲み会で、突然意識を失ってしまいました。同僚が驚いて救急車を呼んでくれ、病院に搬送されました。病院に到着したのは二三時過ぎだったと後から同僚に教えてもらいましたが、私の意識が戻ったのは夜中でした。個室のベッドのうえで点滴につながれていて、何が起こったのか戸惑っていると、病室にやってきた看護師から救急車で運ばれてきて入院したのだと知らされました。

私の意識が戻ったとの連絡を受けて、医師が病室にやってきました。そして、急性アルコール中毒を起こして意識を失ったのだと説明を受け、点滴治療で改善されたので、心配はないと聞きホッとしました。「いつでも帰ることができる」と言われたので、「いったん自宅に戻って着替え、それから仕事に行きたいので、七時ごろ退院できますか?」と聞くと、看護師がやってきて、連絡先などを書く書類二枚を渡されました。「七時までに医療費の計算はできないので、一万円預かってよろしいですか? 正確な請求額は連絡しますので、後日、支払いにいらしてください」と言われました。
　ところが後日、届いた請求書には差額ベッド料が二日分請求されていて、合計で約三万円になっていました。入院していたのは八時間足らずなのに、なぜ二日分の差額ベッド料を支払わないといけないのでしょうか。それに、差額ベッド料の説明は何一つありませんでした。請求されるままに支払わないといけないのですか。

COML　相談者は意識がない状態で入院していますので、どういう理由で個室になったのか不明でした。まずは救急搬送時に同僚が同行したのであれば、その人に病院から何か聞いているか確認する必要があります。もしほかに空きベッドがなく個室に入ることになったのなら、同意書を提出していれば請求は妥当となります。しかし、意識のない状態でサインすることは不可能ですから、まずは同意書の提出について病院に確認するようアドバイスしました。同意書を提出していなければ、〝契約〟は成立していないことになり、支払う必要はありません。

また、旅館やホテルなどの宿泊施設に泊まる場合は、一泊、二泊と泊まる回数で料金を支払います。しかし、医療機関の場合は、午前零時起算の請求になっているので、二三時過ぎから二四時まで一時間を経過していなくても一日分とされます。これは差額ベッド料だけでなく、入院の基本料金なども同様です。そのため、この相談者の場合、もし差額ベッド料の請求の条件を満たしていれば、妥当な請求になってしまうのです。

〈相談⑤　患者が選べない〝かかりつけ薬剤師〟って？〉

私（六四歳・女性）は複数の慢性疾患があり、かかりつけの診療所を定期的に受診しています。そこは院外処方なので、薬はいつも決まった薬局で受け取っているのです。その薬局には五人ぐらいの薬剤師がいるのですが、A薬剤師が話しやすく親身になってくれるので、A薬剤師が対応してくれるときに最近の病状を伝えたり、わからないことを質問したりしてきました。

ところが先日、いつものように処方せんを持って薬局に行くと、B薬剤師が対応したのですが、そのとき「私をかかりつけ薬剤師とすることに同意してくださいませんか?」と言われました。

じつはその薬局のなかでB薬剤師がもっとも話しにくい人で、自分から話すことは避けてきました。そのためとても戸惑い、言いにくかったのですが「私はいつもA薬剤師さんに相談しているので、同意が必要ならA薬剤師さんにしたいのですが……」と申し出てみました。するとB薬剤師が「A薬剤師は、かかりつけ薬剤師の候補になる資格がないので……」と言います。そのため、とても気まずい雰囲気になってしまい、逃げるように帰ってきました。

「かかりつけ薬剤師」って、どういうことなんでしょうか? 考えてみれば、そもそも薬剤師がどのような役割を果たしているかも知らないのに、「かかりつけ」と言われても何を求める存在なのか理解できません。この先、これまで通りに同じ薬局を利用するのも考え直さないといけないかと困ってしまっています。

COML「かかりつけ薬剤師」は、二〇一六年度の調剤報酬の改定で「かかりつけ薬剤師指導料」という新たな点数が登場したことに端を発しています。

薬が処方された場合、処方せんが発行されて医療機関の外にある保険薬局で調剤してもらうことを院外処方といいます。これは医薬分業といって、診断や治療は医師や歯科医師がおこない、薬の情報提供やアドバイスは薬剤師がおこなうことで、役割分担をして適切な薬物治療がなされることを目的にしています。一九九〇年には全国平均で約一割だった医薬分業率も、現在(二〇一八年)では七割を超えています。

薬局を利用する際、薬剤師との接点はカウンターで薬を渡されるときぐらいなので、薬剤師の役割を明確に理解している人は多くありません。COMLでは少なくとも四つの薬剤師の基本的役割を理解しておくことが大切だと考えています。

まず、①薬剤の情報提供は薬剤師の義務です。それも単なる薬剤情報提供だけではなく、二〇一四年の薬剤師法の改正で「薬学的知見に基づく指導」(二五条の二)をすることが義務づけられました。つまり、これまで以上に患者の状態を理解したうえで、より深く薬についての情報提供をすることが求められるようになったのです。

つぎに、薬剤師は、②患者がどのような薬を使用してきたかの記録をつけて(薬剤服用歴管理)、今回処方された薬が過去にアレルギーや副作用を起こしたものではないか、他の医療機関から出されている薬と重複していないかなど、常にチェックしています。

そして、③何か問題を感じたときは処方した医師や医療機関に問い合わせたり確認したり(疑義照会《ぎぎしょうかい》)しています。

さらに、④残薬整理もしてくれます。飲み忘れたり、使用しないままになったりしている薬が自宅の押し入れにたくさんある人が多いと言われています。それだけに、「残薬がある」と言えば叱られるのではないかと隠している人も少なくありません。しかし、残っているということには、何か理由があるはずです。たとえば「粉薬が苦手で飲めない」のであれば、それを薬剤師に伝えることによって、「この薬は錠剤もありますよ」と、錠剤への変更を医師に提案してくれたりします。また残っている薬のなかで、まだ使えるものとそうでないものも整理してくれるのです。

複数の医療機関にかかっていると、その医療機関の近くの薬局(門前薬局)を利用しているため、結果的に複数の薬局を利用しているという人が少なくありません。しかし、それだと②と

③の薬剤師の役割が十分果たせなくなるのです。そのため、複数の医療機関にかかっていても、薬局は一ヵ所にまとめ、「かかりつけ薬局」を持つことが推奨されています。もし、一ヵ所にまとめることが不可能なら、せめて「お薬手帳」を一冊にまとめることが大切です。

厚生労働省では、二〇二五年までにすべての薬局が「かかりつけ薬局」となることをめざしています。その延長線上として「かかりつけ薬剤師」が登場し、患者が選んだかかりつけ薬剤師が患者の服薬状況を把握したうえで、情報提供やアドバイスなどをした場合に点数がつく(費用を請求できる)「かかりつけ薬剤師指導料」を定めたのです。

ただし、かかりつけ薬剤師になるためには、その薬局での在籍期間や週あたりの勤務時間、一定の研修の有無、患者から同意書の提出を受けていること、二四時間の相談態勢を確保していることや患者への勤務表の交付など、厳しい条件が定められています。そのため、同じ薬局でも、すべての薬剤師がかかりつけ薬剤師の候補になるとは限らないのです。

もちろん、求められても同意をするかどうかは患者の自由意思です。

〈相談⑥　入院継続なら差額ベッド料を支払えなんて〉

八七歳の父が三ヵ月前に肺炎で救急搬送され、呼吸状態が悪かったので人工呼吸器が装着されました。しばらくして、口からの挿管ではなく気管切開による人工呼吸器管理になったのですが、三週間ほどして安定したため、いったん人工呼吸器は外されました。

ところが、外れてしばらく経つと免疫力が低下したうえに、誤嚥性肺炎《ごえんせいはいえん》となり、再び人工呼吸器がつけられ、胃ろうも造られたのです。現在、意識ははっきりして、手足の一部は自分で動かせる状態です。

三日前、私(息子)が父の面会に行くと、病棟看護師長が病室にやってきて、「病状が安定してきたので部屋代のかからない回復室から有料の個室に移り、一日五〇〇〇円の差額ベッド料を支払っていただきたいのです」と言われました。私が「人工呼吸器をつけるために個室が必要なら、治療上の必要で請求対象にならないんじゃないですか?」と言うと、「病院は慈善事業じゃないのです。個室を拒否されるなら療養病床がある病院に転院していただくことになりますが、現実には呼吸器をつけている患者さんを受け入れてくれる病院は少ないのです」と言われました。

私は「両親は年金生活なので、差額ベッド料を支払う経済的余裕はありません。差額ベッド料のかからない大部屋ではダメなのでしょうか?」と聞くと、「人工呼吸器の音がするので、ほかの患者さんから苦情が出ることは間違いありません」と却下されてしまいました。

今日も面会に行ったのですが、今度は看護師長だけでなく、医師もいっしょにやってきて「個室への移動を決断してください」と言われました。移動して差額ベッド料を支払わないといけないのでしょうか。

COML　差額ベッド料とは、特別な療養環境の病室に入院した場合の特別料金で、保険が利かず、それぞれの病院で料金設定されています。一般病院で差額ベッド料の設定ができるのは、全病床数の五割までです。五割を超えて差額ベッド料を設定する場合には、一定の条件を満たして、厚生労働省の地方窓口である地方厚生局に届け出ることが必要になります。また、差額ベッド料を設定する病室は個室とは限らず、個室から四人部屋まで認められています。

差額ベッド料の請求にはルールがあり、「同意書の提出がない」「治療上の必要」という場合は請求できないことになっています。

治療上の必要として例示されているのは、「手術の後や緊急入院で、その病室でないと治療ができない場合」「免疫力が低下していて大部屋だと感染しやすくなる場合」「心身ともに著しい苦痛を伴う終末期の状態」です。ただし、危篤状態で「家族で看取りたい」と個室を希望した場合は、治療上の必要ではなく、希望したことになります。つまり、「誰が」その病室への入室の必要性を言い出し、どんな「理由」なのかによって判断することになります。

一方、同意書を提出していると、差額ベッド料の支払いが生じる場合があります。その代表的な理由が「ほかに空きベッドがない」「患者自身が感染症で大部屋だとほかの患者に感染する」「認知症やいびきなどが理由で、大部屋だとほかの患者の療養の妨げになる」などです。

ただ「空きベッドがない」場合については、二〇一八年三月と七月に〝動き〟がありました。まず三月五日に厚生労働省から通知(保医発〇三〇五第六号)が出て、「特別療養環境室以外の病室の病床が満室」、つまり「空きベッドがない」場合は請求できないと明記されました。しかし、その後、厚生労働省に問い合わせると「これまでと解釈は変わらない」。その意味の詳しい説明を求めたところ、「実質的に患者の選択によらない場合を明確化した」として、七月二〇日に具体的な解釈のQ&Aが発出されたのです。そこに「明確な説明がないまま、同意書に署名させられていた」「同意しないのであれば、他院を受診するように言われた」場合を不適切な例としています。よって七月二〇日以降は、この例示に基づいて判断されます。

この相談者の場合は、人工呼吸器を装着するために個室が必要なら「治療上の必要」となりますが、「大部屋で人工呼吸器の音がやかましいとほかの患者から文句が出るから」という理由になると、ほかの患者の療養を妨げるという理由で同意書を提出すれば支払いの対象となります。お互いの立場によって理由は異なるだけにむずかしい問題ですが、交渉しか解決方法がないだけに、参考になる資料を送って交渉する方法をいっしょに考えました。

〈相談⑦　抜歯中に上あごを傷つけたのに処置もなく〉

私（三七歳・男性）は一週間前、いつも通っている自宅近くの歯科医院で虫歯になった親知らずの抜歯治療を受けました。いつもは若い歯科医師に診てもらっているのですが、「親知らずは根が深いので、専門の歯科医師に任せることにしました」と言われ、初めて会う歯科医師を紹介されました。

ところが、抜歯の際にドライバーのような器具が上あごの奥に当たり、傷ついて出血したのです。親知らずは無事抜けましたが、私は上あごの痛みと出血が気になって、「上あごがかなり痛みます。結構出血しているように思うんですけど……」と訴えたのですが、歯科医師は「あ〜、はいはい」と生返事するだけで、傷の手当てをしようともしないのです。翌日も消毒に来るように言われましたが、上あごについては治療をしてくれませんでした。

その後も痛みは続いているし、骨に異常がないかと心配です。いつもの若い歯科医師に診てもらいたいのですが、抜歯をした歯科医師のほうが上司のようなので、傷のことや対応してくれないことを若い歯科医師に訴えても立場上困るのではないかと思うと、何も言えません。いったいどうすればいいのでしょうか。

COML　抜歯したのがその歯科医院でどのような立場の歯科医師なのか、その歯科医院に何人の歯科医師がいるのか、相談者にはわからないとのことでした。しかし、治療中に別の部位を傷つけたのであれば、それは組織として対応する必要があると思います。何もしないまま放置されていることに相談者が不安を感じているのは当然です。

複数の医師・歯科医師がいる場合は、相性の問題もありますので、時折「主治医をかえてもらうことはできないのか」という相談も届きます。ただ、それは個々の医療機関によって方針が異なるため、直接確認する必要があります。外来の看護師に、「この病院(診療所)では主治医の変更は可能ですか?」とたずねてみるのも一案です。

また、複数の医師・歯科医師が所属している場合、何か問題が生じたときは組織として誰が交渉の相手になるのか確認する必要があります。

そこで、この相談の場合、歯科医院に治療中に傷を負ったことを伝え、責任ある立場の人に相談したい旨を申し入れてはどうか、そして傷の状態を確認してもらったうえで、歯科医院として誠実な対応を求めてはどうかと伝えました。

〈相談⑧　しわとりの美容医療でいびつな状態になって〉

私（五八歳・女性）は数年前から目の下あたりにできたしわが気になっていました。そこでインターネットでいろいろと調べたところ、しわに成長因子を入れる治療が紹介されていました。そこで、実際に美容クリニックに行って成長因子による治療の説明を受けたところ、「稀《まれ》に膨らみが残ることがあります」と言われましたが、「稀」なので自分には起きないだろうとさほど気にもせず、治療を受けました。

ところが、成長因子を注射した結果、目の下に膨らみが生じてしまったのです。その美容クリニックでは、「事前に説明した症状です。これを当院で改善することは不可能です」と言われました。

私はその美容クリニックには不信感を覚えたので、別の美容クリニックを探して、相談しました。すると「その膨らみを取り除くことは可能です」と言われたので、すぐに治療をお願いしたところ、目のすぐ下の脂肪はなくなったものの、肝心の膨らみは取れず、むしろ脂肪がなくなったことでいびつな皮膚の状態になってしまいました。
その美容クリニックに苦情を言ったら、「取れると思ったんですけどね……」と言葉を濁《にご》すばかりです。諦めきれずに何度も話し合いを求めに行ったところ、とうとう「訴訟でも何でも起こしたらいいでしょう。もう直接のやりとりはお断りします」と言われてしまいました。仕方なく弁護士に相談すると、「これまで治療に六〇万円かかっていて、私が代理人として動けば弁護士費用もかかります。もしかしたら、得られる費用はなくて、持ち出しになる可能性もありますよ」と否定的な回答でした。いったいどうすればいいのでしょうか。

COML　美容医療についての相談内容を聞いていると、かなり安易に治療を受けている人が少なくないと感じます。また美を求めて契約するので、病気やケガでかかる通常の医療とは目的が異なります。病気やケガを治療し、回復することが目的ではないので、契約自体も異なってくるのです。
直接のやりとりを拒否された以上、直接交渉は成り立ちません。そうすると、第三者に入ってもらって交渉するしかありません。しかし、相談した弁護士にも難色を示されたということでした。もちろん、弁護士によって判断が異なる場合は往々にしてありますので、別の弁護士に相談するというのも一つの方法です。

それ以外で第三者に入ってもらうとなると、簡易裁判所に調停を起こす方法があります。調停は、最初に申立書に理由を記載する必要はありますが、実際の調停の場では自由に口頭で意見を述べることができます。調停は裁判官と前もって選ばれている有識者で構成された調停委員会でおこなわれ、双方の意見を聴いて歩み寄りをうながすものです。調停が成立すれば、確定した判決と同程度の効力がありますし、不成立に終わっても民事事件を提訴する方法は残されています。

また、第三者の専門機関によるＡＤＲ（裁判外紛争解決）を利用することもできますが、地域によって医療ＡＤＲがあるところとないところがあります。法律に関することを相談できる「法テラス」で確認してみることも可能です。

相談者には、それらの方法を説明しました。

〈相談⑨　肛門は残せたけれど一日中便が出続ける状態に〉

私（六八歳・男性）は検診で受けた検便で便に血が混じっていると指摘され、病院で大腸内視鏡による検査を受けました。その結果、直腸がんのステージⅠと診断され、がんはかなり肛門に近い部位にできていたので人工肛門の話が出たのですが、できれば肛門を残したいと希望したところ、「それでは肛門を残す術式で手術しましょう」と言ってもらえました。

しかし、それがどのような術式なのか詳しい説明はなかったので、がんなら東京の有名な病院でセカンドオピニオンを受けたいと思い、飛行機で東京まで行って、がん患者をたくさん診ている三ヵ所の病院でセカンドオピニオンを求めました。すると、どの病院でも「肛門を残したいのなら、肛門の括約筋《かつやくきん》の内筋と呼ばれる部分を一部切除することになるでしょう」と言われました。そのうちの一つの病院の説明が非常に納得できたので、「こちらで手術をしていただけませんか？」と聞いたところ、「いまから手術予定を入れるなら二ヵ月先になります」と言われました。二ヵ月待っている間にステージが進んだらどうしようという不安が強くなり、結局は地元の病院で手術を受けることにしました。
ところが、手術では肛門の括約筋の内筋がすべて切除されてしまったのです。そのため、四六時中便が出続けています。夜間眠っていても便意を催すので、睡眠を継続することができず、ノイローゼになりそうです。医師は「肛門を残したいと希望したのはあなたでしょう？　一部切除でも便が漏れることはあるので、同じような結果です」と言って相手にしてくれません。地元の病院の医師は東京の医師と違って詳しい説明をしてくれないし、とても高圧的なのです。この状況を改善するには、いったいどうすればいいのでしょうか。

COML　いくら患者が肛門を残したいと希望したとしても、括約筋の内筋すべてを切除するとどうなるのか、事前に説明はあってしかるべきだと思います。便が出続けることになると知れば、患者も別の選択肢を考えることができたでしょう。術式にも複数の選択肢がある場合は、それぞれの長所や短所について説明が必要だと思いますし、そのなかで医師として勧める方法があるならば、その理由についても詳しく言及することで患者の理解や納得につながります。
最近は、「患者の意思を尊重する」ことが優先され、患者の希望通りに治療をする傾向も一部にあります。きちんと医師と患者で情報が共有化されたうえで、患者が選び、決めたのなら問題はないのですが、十分理解できていなければ、今回の相談者のような結果になってしまいます。もし、医師として「この選択はいかがなものか」と思った場合には、その理由も丁寧に説明したうえで、疑問を投げかけることも時には必要ではないかと思います。

この相談者の場合、状況を改善するには、さらにどのような治療方法があるのか医師に相談する必要がありました。そこで、現在のからだの状態ではどの範囲までの移動が可能なのかをふまえて、以前セカンドオピニオンを求めた病院を含めた相談先についていっしょに考えました。

〈相談⑩　残っていたガラス片が移動して筋肉や神経を傷つけ〉

私(四五歳・女性)は自宅でつまずき、そのはずみで窓ガラスに手を突っ込んでしまい、ガラスで肘《ひじ》を切りました。近くの病院の形成外科を受診したところ、十数針縫合《ほうごう》する処置を受けました。

ところが、その後も腕に鋭い痛みがあったので、一週間後に経過観察と消毒のために受診した際、医師に「かなり痛むので、ガラスの破片が残っているのではないでしょうか？」とたずねました。すると、医師は腕をさわらないばかりか、見ようともせず、「あなた、痛がりなタイプ？」と言うのです。結局、縫合から二週間後に抜糸したのですが、腕をさわられただけでも悲鳴があがるほど痛みました。でも、一週間前に言われた医師の言葉がよみがえり、「痛い」と言うことすら我慢しました。

しかし、その後も異常な痛みが続いたので、心配になって今度は別の病院の整形外科を受診し、経過を説明しました。すると、すぐにレントゲンを撮ったところ、五ミリ×一ミリのガラス片が残っていて、腕のつけ根まで移動していることがわかったのです。すぐに手術となって、ガラス片を取り出してもらっても、手術の後も腕の痛みやしびれ、指の震えなどが残っています。手術をした医師からは「ガラス片が移動したときに、筋肉や神経を傷つけたことが原因でしょう。よくなるには年単位の時間がかかります」と説明を受けました。

私は美容師で、自分の店を開業していました。ケガをしたのは利き手ではない左手ですが、利き手だけでできる仕事ではありません。そのため、やむなく店も閉じてしまいました。夫の収入で食べていくことはできるとはいえ、生きがいだった仕事を失い、残念でなりません。何かできることはないのでしょうか。

COML　最初の縫合の際に、ガラス片を残してしまったことも問題ですが、せめて一週間後の受診の際に、形成外科医がもう少し丁寧に診て、ガラス片が残っていることに気づいていれば、早い段階で取り出せた可能性は高いと考えられます。ガラス片が移動する前であれば、筋肉や神経を傷つけることもなかったでしょう。それだけに、本業まで失う結果になったことは、患者さんにとってどれだけ悔しいことかと思いました。

相談者に確認したところ、法的な解決はまったく考えていなくて、おおごとにはしたくないという意見でした。そこで、まずは何を求めたいのかを冷静に考えることを提案しました。そして、もし具体的な要求が出てくれれば、形成外科の病院に、他の医療機関でガラスの破片が残っていると判明したことを伝え、直接の話し合いを申し入れてはどうかとアドバイスしました。

〈相談⑪　急性大動脈解離だと思い込みの治療をされ死亡した父〉

八三歳の父が三八度の熱を出し、三連休の初日だったのでかかりつけ医に診てもらえず、休日も診察しているクリニックを受診しました。胸部レントゲン検査を受けた結果、肺炎ではないとわかり、薬が処方されました。そのまま帰宅しようとしたのですが、父がニトログリセリンの舌下錠《ぜっかじょう》がなくなっていることに気づき、それも処方してもらえないかと申し出ました。というのも、ニトログリセリンはかかりつけ医から出されていて、胸痛というほどではないのですが、胸に不快感があると使っていたのです。ちょうど二日前に使って手元になくなっていたので、数日後のデイサービスに行くときに不安だからとお願いしたようでした。すると、医師は「ニトロを使っているのですか？　それならCTを撮りましょう」と言ってCT検査が追加になり、「ちょっと気になる点はありますが、まず問題ないでしょう」とニトログリセリンも処方してくださいました。

父は翌日には熱も下がり、元気を取り戻していたのですが、前日に行ったクリニックから電話がかかってきて「昨日のＣＴで気になることがあるので、すぐ来てください」と言われたそうです。私(同居の娘)は外出していたので、八二歳の母が付き添ってクリニックに行きました。すると「循環器の専門医にＣＴの画像を見て判断してもらったほうがいいと思うので、病院を紹介します」と言われ、なんと救急車を呼んで搬送したと言うのです。母によると、救急隊員も「なんでこんなに元気なのに救急車で？」と不思議そうにしていたとのことでした。

搬送先の病院ではそのまま入院になり、すぐに鎮静剤が打たれて、父の意識はなくなりました。私は連絡を受けて夜病院に到着したのですが、「今夜がヤマです」と医師に言われて、何がどうなったのか理解できませんでした。母に聞くと、搬送後の病院では診察や検査もしないままに鎮静剤を打つ治療が始まったらしく、母も誰からも父についての問診を受けていなくて、ただ数枚の書類にサインを求められただけとのことでした。私が医師に「なぜ鎮静剤で意識をなくしているのですか？」と聞くと、「あなたはこの病気の怖さを知らないから疑問を持たれるのでしょうけれど、この病気は意識がないぐらい安静を保たないと危険なのです」と言われるだけでした。

結局、父は入院から一〇日後に亡くなりました。私はまったく理解できず、納得もいかなくてカルテ開示を請求しました。すると、搬送時の記載として「急性大動脈解離《だいどうみゃくかいり》で意識低下、高熱のため救急搬送」と書かれているのです。ニトログリセリンも「強い胸痛のため」使っていることになっていましたし、鎮静剤が切れたときに父が「何でこんなところにいるんだ!?」と叫んだのも「せん妄」と判断されていました。

クリニックの医師からどのような連絡や紹介状の記載があったのかわかりませんが、搬送されてきたら、まずは患者自身の診察をするのが基本ではないでしょうか。父は意識もしっかりしていたし、熱も下がっていました。それなのに思い込みで急性大動脈解離の患者として扱われ、病気に仕立てあげられていのちを落としてしまいました。

その後、カルテの記載内容について苦情を言うと、最初はクレーマー扱いされたのですが、ようやく循環器科の部長が事実関係を把握したらしく、謝罪をしてくれました。しかし、ただ平謝りするだけで、何か私が問いかけると黙ってしまうのです。もう少しきちんとした対応をしてもらえないものでしょうか。

COML 結局、死因は誤嚥性肺炎だったそうです。

まず気になったのは、クリニックの医師の書いた紹介状の内容と救急車を呼んだ理由です。さらには、どこで情報の伝達が不正確になり、なぜきちんと診察、確認をしないままに急性大動脈解離の患者として〝治療〟をしたのかも疑問です。しかし、医療機関からは詳しい説明がないそうです。

この相談者はカルテ開示を請求していましたが、申込書にカルテ以外の記録の開示を指定しなかったため、紹介状や看護記録、検査結果などは開示の対象とされず入手できていませんでした。もちろん、それらのさらなる開示請求も可能です。また病院は、非を認めて謝罪しているのなら、院内調査をおこない、問題点を明らかにして、その結果を報告してほしいと求めることもできます。それらを伝え、相談者の気持ちに添う方法をいっしょに考えました。

〈相談⑫　過失がないから医療事故調査・支援センターに届けない？〉

腎不全《じんふぜん》で入院していた六九歳の夫は、ある治療を受けてから急速に衰弱が進みました。しかし、主治医はずっと「検査の数値に問題はない」と言い続け、亡くなる半日前になって部長から「助からない」と言われて、結果的に死亡してしまったのです。

COMLに前回相談した際、「それは医療に起因した予期せぬ死亡に該当するかもしれない。その場合は第三者機関に届け出をして院内調査がおこなわれる」と聞き、先日、医療安全担当の副院長と医療安全管理者(看護師)、病棟看護師長、医事課の四人と話し合いました。すると、医療安全担当の副院長が「当院でも検討し、医療に起因した予期せぬ死亡に間違いはないと病院長が結論を出しました。しかし、医療過誤の有無が明確ではないので医療事故調査・支援センターへの報告はしないことに決めたのです」と言われました。そうなのでしょうか? もし院内調査をしてもらえないのなら、何があったのか弁護士に頼んで検証してもらうしかないと思っているのですが。

COML　医療事故調査制度(1章参照)は過失の有無を問うものではないので、医療過誤があった場合にのみ届け出るというのは間違った解釈です。「医療事故調査制度」という名称からも「医療事故」=「医療過誤」ととらえる向きがありますが、死亡という〝有害事象〟が起きたことで、過失の有無に関係なく届け出をすることになっているのです。

相談者には、医療に起因した予期せぬ死亡だけで報告の対象となるし、医療法の改正に基づいて実施されている制度なので、法律に則って報告してほしいと再度言ってみてはどうかと伝えました。

また、医療事故調査・支援センターに相談して、「医療に起因した予期せぬ死亡と判断したと言っているのに、報告の対象としないと言われたので、病院に報告するように伝えてほしい」と依頼することが可能であるとの情報提供もしました。

そこで相談者は、医療事故調査・支援センターに「病院に報告を届け出るようにうながしてほしい」と相談されたようです。医療事故調査・支援センターでは、いつ連絡してほしいかの時期の確認をしたうえで、文書で病院に連絡したとのことでした。その結果、病院からは「解釈が誤っていたので、医療事故調査・支援センターに報告し、院内調査も実施することになりました」と連絡があったと、その後、相談者から報告がありました。

3章　患者が医療を受けるとき

――『新　医者にかかる10箇条』

賢い患者とは

ＣＯＭＬは活動をスタートして以来、「賢い患者になりましょう」を合言葉にしてきました。賢い患者とは、知識をいっぱい詰め込んだ頭でっかちの患者という意味ではなく、自立した〝高い意識〟を持った患者をイメージしています。

ＣＯＭＬでは賢い患者を、五つの定義にまとめています。

①病気は自分の〝持ち物〟であると〝自覚〟をする。医師をはじめとする医療者から受ける説明を理解する努力をしたうえで、②自分はどんな医療を受けたいかを考える。考えた結果は黙っていては伝わらないので、③どのような医療を受けたいかを〝言語化〟して伝える。医療を受けると決めたら、④医療者とコミュニケーションを取りながら協働する（自分にできる努力をする）。ただし、いつ、どんな病気になるかわからないので、戸惑ったり動転したりするのは当然のこと。そこで、⑤一人で悩まないこと、も賢い患者の定義に加えています。

このような賢い患者になるための心構えとして、ＣＯＭＬでは一九九八年から『新 医者に

新 医者にかかる10箇条
　あなたが“いのちの主人公・からだの責任者”

①伝えたいことはメモして準備
②対話の始まりはあいさつから
③よりよい関係づくりはあなたにも責任が
④自覚症状と病歴はあなたの伝える大切な情報
⑤これからの見通しを聞きましょう
⑥その後の変化も伝える努力を
⑦大事なことはメモをとって確認
⑧納得できないときは何度でも質問を
⑨医療にも不確実なことや限界がある
⑩治療方法を決めるのはあなたです

かかる10箇条』(表参照)という小冊子を発行し、普及に努めてきました。これまでに二一万部以上を世に送り出してきました。

新 医者にかかる10箇条

①伝えたいことはメモして準備

「診察室で緊張して伝えたいことが言い出せなかった」「質問するつもりだったのに忘れて帰宅してしまった」という経験はよくあります。まして短い診察時間で要領よく伝え、質問するのは容易ではありません。

そこで、受診前に「伝えたいこと」「聞きたいこと」をすべて書き出します。そのなかから三〜四つに絞り、箇条書きにしたメモを作ります。

とくに定期的に受診している人は、ノートを一冊作っておいて、つぎの受診までの間に変化した症状、気になったこと、伝えたいことをその都度メモします。受診の前日にはそのノートを見直して、「明日、これは聞きたい、伝えたい」という内容のメモを作成するといいでしょう。

その際、メモ用紙にびっしり書くのではなく、余白をたっぷり作っておくことをお勧めしています。

②対話の始まりはあいさつから

診察室に入ったとき、医師はパソコンに向かっていて横顔しか見せていないことは今でもあります。しかし、一般社会ではあいさつもせずに始める人間関係なんてあり得ません。患者のほうから積極的にあいさつをして、人間関係を築きましょう。

③よりよい関係づくりはあなたにも責任が

コミュニケーションは双方向性です。どちらか一方だけが努力しても成立しません。それだけに、よりよい関係づくりには、患者の努力も欠かせないのです。患者の質問の仕方や態度によって、医師のいい面を引き出すこともあれば、悪い面を引き出してしまうこともあります。

たとえば、電話相談でも経験することですが、自分の病気や課題に一生懸命向き合って必死の想いで相談してくる人には、こちらも「何かもっと伝えられることはないだろうか」と、プラスアルファの情報提供をしたくなります。しかし、感情的になって、怒鳴り続けられると、萎縮してしまい、十分な対応に至らないことも少なくありません。

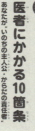

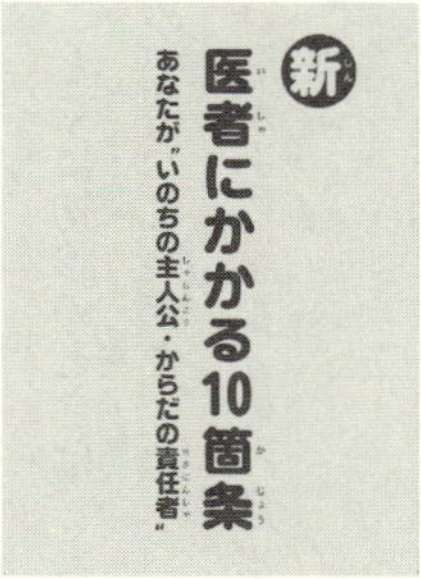

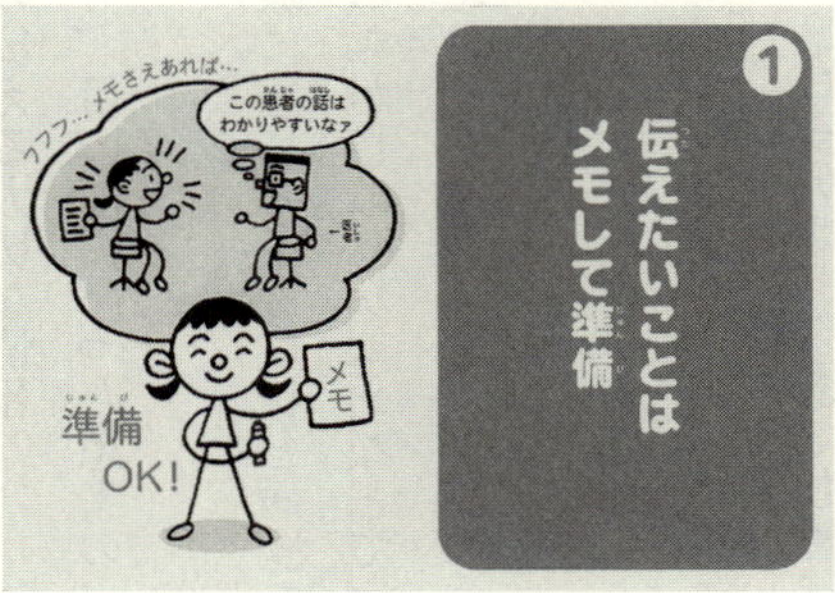

それだけに、相手のいい面を引き出すコミュニケーション能力を身につけておくと、あらゆる人間関係が好転することを実感できます。

④自覚症状と病歴はあなたの伝える大切な情報

たとえ〝名医〟であっても、目の前に座った患者の自覚症状と病歴を言い当てることは不可能です。

とくに初診のときは、実際に感じている症状と病歴をきちんと伝えられるようにメモにまとめて持っていきましょう。あらかじめパソコンなどで病歴表を作成し、副作用やアレルギーの経験がある薬などの注意事項も記しておくと、初診のたびに印刷して持参すればいいので便利です。

⑤これからの見通しを聞きましょう

〝見通し〟といっても、いつ治るかは専門家でも断言できません。ただ、治療のスケジュールや、治療の目標、予想される日常生活への影響、治療中や治療後にできなくなることなど、見通しを確認することは可能です。それをたずねて大まかな見通しを知り、患者自身が予定しておくことや努力できそうなことを考えてみましょう。

⑥その後の変化も伝える努力を

治療が始まれば、症状も変化します。悪化した場合はつらく不安も伴いますから、医師に伝えますが、「よくなった」ときの変化は伝えるのを忘れがちです。よくなったことも〝変化〟だということを理解し、伝えるようにしましょう。

⑦大事なことはメモをとって確認

①で準備した、余白をたっぷりとったメモ用紙の活用です。

今でも「メモなんて取ったら失礼じゃないか」「メモしていると厄介な患者というレッテルを貼られそう」と医師の前でメモすることを躊躇《ちゅうちょ》している患者は少なからずいます。でも聞きたいことをメモして持っていけば、それに答えてもらったとき、「忘れないうちにメモしていいですか？」と言いやすくなります。

また、医師の説明に出てくる専門用語やからだの部位などで理解できないときは、「いまの用語はどんな字を書くのですか」「ここに図を書いてもらえますか」と頼んで、メモの余白をうまく使って活用しましょう。それを帰宅してからファイルに綴じると、自分だけの大切な情報ファイルになります。

⑧納得できないときは何度でも質問を

説明が理解できなかったときは、きちんと質問することが大切です。理解できていないのに、わかったふりをすることは禁物です。

また、一度聞いた説明が理解できず、再度質問したいときは「○○について先ほど説明してもらったのですが、十分理解できなかったので、もう一度お話しいただけますか」という〝ひとこと〟を添えると、医師も嫌な顔をせず再度説明してくれるはずです。

⑨医療にも不確実なことや限界がある

残念ながら、現代の医学で治る病気は一部です。それに治療は人間による行為ですから、〝絶対〟や〝完璧〟を求めることは困難です。それだけに病気になる前よりもよい状態を求めることは、まず不可能ですし、病気になる前と同じ状態に戻すことすらむずかしい場合が少なくないというのが現状です。そのため、病気が見つかったら「私の病気は医療の力で、どれぐらいの回復が期待できますか？」という姿勢で臨む冷静さが求められます。

⑩治療方法を決めるのはあなたです

治療方法も多様化している時代、医師が「あなたにはこれが最善」と一つの選択肢だけを示してくれるとは限りません。治療方法が複数ある場合は、それぞれの長所、短所をたずね、理解したうえで相談しながら決めましょう。

ただ、多くの場合、病気には突然襲われます。どんな病気にいつかかるかわからないだけに、病名や病状によっては動転したり、ショックを受けたりすることもあるでしょう。

それは決して弱いわけでも、ダメなことでもなく、当然の反応とも言えます。それだけに、誰かに想いを吐き出すだけでも冷静さを取り戻したり、問題整理ができたりすることがあります。「一人で悩まないで相談する」ことも、冷静に現状を見つめ、判断するためには大切なのです。

誕生のきっかけ

この『新 医者にかかる10箇条』はCOMLの活動の一環として誕生したわけではありません。じつは一九九七年、当時の厚生省(二〇〇一年より厚生労働省)からCOMLに一本の電話がかかってきました。「これからは、ますますインフォームド・コンセントを医療現場に充実させていかないといけない。そのためには、医師が努力する必要があることはもちろんだが、患者の側からも最低限これだけは質問してほしいという『医者に聞こう10箇条』を国として発表したいと考えている。そこでこのたび研究班を立ちあげることにしたので、多くの患者の声を聴き、さまざまな立場の人がかかわっているCOMLが研究班の一員となって、まずは素案を提出してほしい」という依頼でした。

研究班には、当時COMLの代表だった辻本好子がメンバーとして加わりましたが、素案づくりはCOMLにかかわる患者の立場、医療者の立場の人たち十数人で集まり、何度か話し合いを重ねました。そのなかで、「医者に聞こう10箇条と言っても、初診なのか再診なのか、検査、薬、手術など場面によって聞きたいことが異なるので、それを一〇項目にまとめるのは無理だ」という結論に至りました。そこで、受診する際の心構えなら10箇条にまとめることができるのではないかと考えた結果、「医者にかかる10箇条」となったのです。

また、その10箇条の普及方法について厚生省の担当者に確認したところ、「記者発表する予定」とのことでした。しかし「発表だけで終わったら、普及につなげていくのは困難」と考え、小冊子という〝成果物〟を提案したのです。

小冊子では一項目ごとに見開きで右ページに条文、左ページにイラストでその意味を解説しました。そして予算のなかから四万部を無料頒布できることになったのです。ただし、⑨と⑩の項目は「時期尚早」という声があがり、曖昧《あいまい》な表現に変わってしまいました。

頒布についての担当もCOMLになりました。しかし四万部という私たちにとって未知数の頒布をどうしようかと悩んでいたところ、厚生省が一九九八年七月に記者発表した内容を共同通信社が「上手な医者とのつきあい方教えます」という見事な見出しで記事にし、全国の地方紙に配信しました。それによって、四万部が三ヵ月で底をつく勢いで、入手希望が殺到したのです。

無料頒布の小冊子がなくなっても希望する人が後を絶たなかったため、厚生省と研究班の班長であった岩崎榮氏と相談した結果、「ほぼCOMLが作成したようなものだから、今後は有

いのちとからだの10か条《じょう》

①いのちとからだはあなたのもの
②食事《しょくじ》・すいみん・手洗《てあら》い—予防《よぼう》が大事《だいじ》
③からだの変化《へんか》に気《き》づこうね
④お医者《いしゃ》さんには自分《じぶん》で症状《しょうじょう》を伝《つた》えよう
⑤わからないことはわかるまで聞《き》いてみよう
⑥自分《じぶん》がどうしたいかを伝《つた》えよう
⑦治療《ちりょう》を受《う》けるときはあなたが主人公《しゅじんこう》
⑧お薬《くすり》は約束守《やくそくまも》って使《つか》おうね
⑨みんな違《ちが》いがあって当《あ》たり前《まえ》
⑩だれのいのちもとっても大切《たいせつ》

料化してCOMLが発行したらいい」ということになりました。それなら⑨と⑩の項目を元に戻したいと伝えたところ、岩崎氏が賛同のうえで「さらに『新』をつけて気分一新『新 医者にかかる10箇条』としてはどうか」と提案してくださり、一部一〇〇円＋送料で販売を始めることになりました。

それが現在も継続しています。

子どものための「10か条」

ただ、長年、多くの電話相談に耳を傾けるなかで、私がジレンマを感じてきたことは、「大人になってから、急に賢い患者になるのはむずかしい」ということでした。大人になってから意識を変えるのは容易ではなく、コミュニケーション能力も急に高められるわけではありません。やはり、子どものころから基礎を築いておく必要性は活動を始めた当初から感じていました。

そこで、活動開始二五周年を間近にした二〇一三年一二月にプロジェクトチームを立ちあげ、二〇一四年一一月に子どもの『いのちとからだの10か条』（表参照）の小冊子を発行しました。

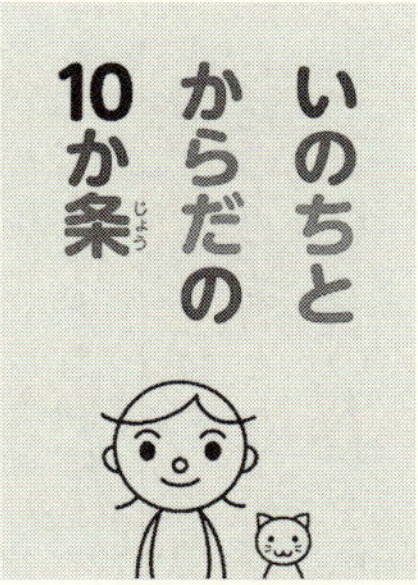

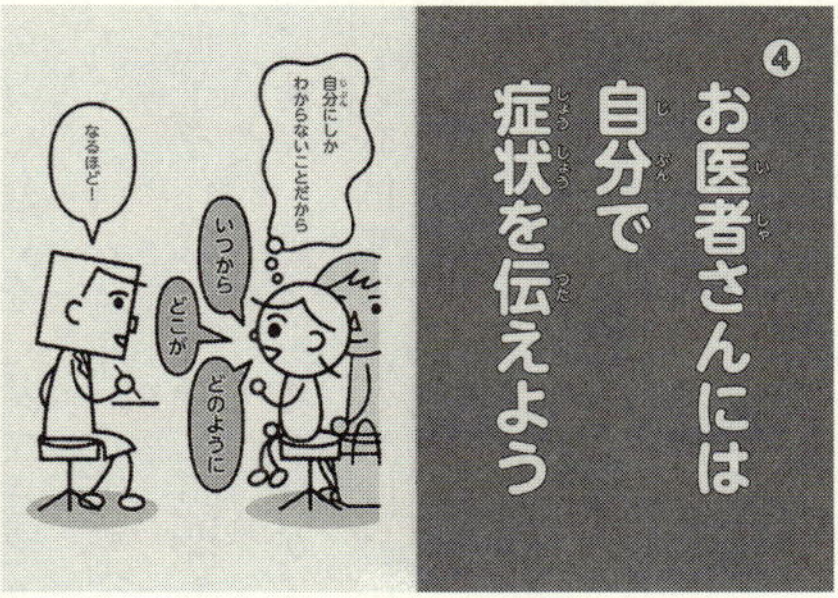

子どものころから、いのちやからだに関心を寄せてほしい。そして、医療を受けるときは自分が主役なんだと自覚して、積極的に医療参加してほしい。小学生になれば、自覚症状を伝えるのは自分自身なんだよ。そのうえで、自分のいのちも他人のいのちも同じように大切にし、障がいがあっても〝個性〟と受けとめて温かく互いを認め合える人になって

ほしい――そういうメンバーの熱い想いを込めてまとめました。

子ども向けということで、五～六歳から小学生を対象にしました。そして『新 医者にかかる10箇条』と同じ大きさの小冊子を作成、同様に見開きで条文とイラスト解説をつけました。また、広く子ども向けということで、必ずしも受診の必要性のある子どもを対象にしていません。ただ、せっかくCOMLから発信する子ども向けの10か条なのだから、いのちの主人公、からだの責任者としての意識を持つこと、日々の生活で気をつけること、そして受診の必要性が出てきたときの姿勢を伝えたい。そして、そのうえで他者も含めた〝いのち〟とどう向き合ってほしいのかをメッセージの骨子としました。

この小冊子も『新 医者にかかる10箇条』と同じく、最初に無料頒布をして追い風にしたいと考えました。そこで、子どものころからいのちやからだについて意識することに共感してくださる方にファンドレイジング(寄付を募ること)をおこない、無料頒布のための協力を呼びかけたところ、一年余りで約五〇〇万円の寄付が集まりました。それによって二〇一六年九月までに三万部の無料頒布を終え、現在は一部一〇〇円+送料で販売をしています。

子どもと保護者のためのワークショップ

この『いのちとからだの10か条』を使ったワークショップもおこなっています。保護者とともに参加してもらい、子どもたちから10か条それぞれの条文について意見を引き出していくワークショップです。

参加した子どもたちは豊かな感性で、さまざまな意見を届けてくれます。②に「予防が大事って書いてあるけれど、予防の意味がわかる人？」とたずねると、小学二年生の男の子が「病原菌がからだのなかに入らないようにすること」と答えて、周りで見守っていた保護者がどよめいたこともありました。

また、全部の項目の意見を出し合った後に、「この項目が好きとか、気になると思うものがあった人？」と聞くと、六歳の保育園児の女の子が、「⑩の『だれのいのちもとっても大切』が好き！」と答えてくれました。理由を問うと「今は半分しか好きじゃないお友だちでも、『だれのいのちもとっても大切』って思っていると、いつか全部好きになれるかもしれない」という答えが返ってきました。

また、ある小学三年生の女の子は「④の『お医者さんには自分で症状を伝えよう』というのが気になった。これまでいつもお母さんがお医者さんに伝えていたけれど、今日勉強して、自分で伝えたほうが正しく伝わると思ったから」と言いました。

ワークショップに参加した保護者からの後日談で、小学四年生の息子がインフルエンザらしき症状が出て受診することになったとき、「この間勉強したから、今回は自分で症状を伝える」と言い出し、自宅で練習してから受診したそうです。ところが診察室では医師が「お母さん、熱はいつからですか?」と母親に問いかけました。すると、その男の子は医師と母親の視線の間に割り込むようにして、「熱は昨日の夕方からです」と答えたのだそうです。すると、医師が「ごめんね。ちゃんと君にたずねるね」と応えてくれました。その結果、いつもなら途中で薬の服用を投げ出すのに、きちんと最後まで自分で責任を持って使い切ったそうです。

やはり柔らかい感性は必要なことをすぐに吸収し、身につけてくれます。『いのちとからだの10か条』を活用しているという人からも、「この小冊子を読むようになって以来、子どもがからだの不調を感じると、自主的に熱を測るようになった」との声が届いています。つくづく子どものころから意識することが必要だと、改めて感じています。

【コラム】 ミニセミナー「患者塾」

ＣＯＭＬでは主に一般の人を対象に「賢い患者になりましょう」を展開すべく、さまざまなセミナーや講座を開催してきました。最初に取り組み、現在もＣＯＭＬの活動の玄関口として門戸を開いているのがミニセミナー「患者塾」です。

患者塾の成り立ちは、一九九〇年九月にＣＯＭＬを立ちあげ、電話相談に対応していた辻本好子が「相談のなかで語られるさまざまな患者独自の工夫や知恵を、私一人が聴いているだけではもったいない。皆で共有する場を設けたい」と当時の支援者に呼びかけ、一九九一年一月から始めました。最初の四回はテーマを設定せず、関心を持った支援者だけで話し合っていたのですが、一九九一年六月に一般公開し、テーマを定めるようになりました。最初のテーマは「医療者へのつけ届け」――まさしく、当時を物語るテーマです。もちろん内容は「つけ届け」を推進したのではなく、どういう実態があり、なぜ患者・家族はつけ届けをしようとするのか、患者・家族として本来どういう行動をとればいいかを話し合いました。

その後も、基本的には身近な問題を取りあげ、そのテーマの専門家や実践者、あるいはＣ

ＯＭＬから話題提供をおこなっています（表参照）。そしてメインは、そのテーマについて「自分ならどう考えるか」「どのように実践しているか」をグループディスカッションで語り合うことです。

患者塾を始めたころは、患者が集まる催しは珍しく、ましてや参加型のワークショップはほとんどおこなわれていませんでした。そのため、新聞の情報コーナーで開催を知って参加した人には、「ありがたい専門家の話を聴くだけと思って来たのに、話し合いに参加しないといけないんですか？」と戸惑いがありました。また、患者が集まると知って、特定の治療方法や健康食品を宣伝に来る人もいて、当初は運営にも気を遣《つか》いました。

しかし、何度も参加しているうちに、〝話し合う〟ことの意義を見出す人が増えました。数年経って、たとえばホスピスをテーマにした際、一〇〇名近くの参加があって、グループディスカッションはむずかしくなったので質疑応答にプログラムを変更しました。すると、「話し合いたいから来ているのに、今日は質疑応答だけなんですか？」と苦情を言われるほど、参加者の意識が変化していきました。

また、医療に深い不信感を持っていた参加者が、毎回出席するうちに、患者塾に参加している医療者との対話を通して気持ちの整理をしていったこともあります。そして、しだいに

患者塾　最近のテーマから

第230回　がんと緩和ケア
第229回　薬局の賢い利用とは？
第228回　いまから考える終末期の意思表示
第227回　在宅医療，訪問診療の実際
第226回　介護保険制度のサービスを上手に利用しよう
第225回　医療・介護連携に向けての現状
第224回　知っていれば冷静に対応できる医療事故調査制度
第223回　かかりつけ医の見つけ方
第222回　眼の病気とその治療
第221回　「かかりつけ薬剤師」って何？　薬剤師・薬局とのつき合い方
第220回　何が変わったの？　今年の診療報酬改定
第219回　病気になったときの情報の集め方，読み解き方
第218回　私の家族だったら…映画『ぼくたちの家族』を観て語り合いましょう！
第217回　上手にセカンドオピニオンを求めるには
第216回　放射線治療の最新情報
第215回　訪問看護を知ろう
第214回　医療機能の分化って？　医療機関・介護施設の種類を解説します!!
第213回　これでわかる！　医療費の領収書
第212回　子ども向け『いのちとからだの10か条』発行記念
親子で学ぼう“10か条”　～東京編～
第211回　子ども向け『いのちとからだの10か条』発行記念
親子で学ぼう“10か条”
第210回　2025年に向けて医療介護がこう動きます

別の参加者の気持ちを受けとめて聴く側にまわるまでに変化しました。

けれどもインターネットの普及とともに、「情報は出かけていかなくても無料で手に入る時代」となり、患者塾への参加者も減ってきました。

最近、私はあるジレンマに悩まされています。多くの人に知ってもらいたい情報を伝える手段が、気がつくとなくなってきているのです。新聞を読む人が減り、テレビを見る人すら減っていると言います。多くの人々の情報源は「インターネット」です。インターネットは関心のある情報を選んでさらに深く入っていきますから、今は関心がない分野には触れないわけです。

それだけに、患者塾のようなフェイストゥフェイスで話し合うなかから得られる知恵や工夫、勇気などのエネルギーを改めて見直す必要性を感じています。

4章　患者が医学教育にかかわる

——模擬患者

模擬患者と医師の対話

（ＣＯＭＬ事務所のフリースペースにて模擬面接開始）

医師　松本さん、松本稔さん、お入りください。

（模擬患者入室）

医師　こんにちは。今日、担当させていただく、研修医の吉田と申します。どうぞおかけください。確認のため、お名前をフルネームでお願いできますか？

模擬患者　松本稔です。

医師　生年月日を教えてください。

模擬患者　一九六七年〇月△日です。

医師　今日は、どうされましたか？

模擬患者　昨日の夕食中に、テーブルの上の物を取ろうとしたら、胸にプチッと音がしたような違和感があって、それ以来、深く息をしたり、咳込んだり、くしゃみをしたりすると、痛みというか、少し息苦しさを感じるのです。

（その後、今までに同じような症状になったことの有無や病歴の聴取があり、呼吸音の聴診などの診察〔をしたことにする〕）

医師　少し右の肺の音が弱くなっていますね（これは聴診した場合の情報として医師役はあらかじめ知らされている）。胸のレントゲン写真を撮ってきてもらいたいのですが、よろしいですか？

（レントゲン写真を撮りに行って、撮影結果が医師のもとに届いたことにして模擬面接再開）

医師　（X線写真を患者に見せることなく）肺の一部が破れてキキョウの状態になっていますね。まずは入院してもらって、様子を見ましょう。

模擬患者　入院？　そんなに大変な状態なのですか？　肺が破れていると言われても、今、普通に息ができていますけど。

医師　今はまだ軽い状態だから呼吸するのに支障はありませんが、症状が悪化すると肺が小さくなって、手術が必要になることもあります。そうなると危険なので、入院による経過観察が必要なんです。

模擬患者　必要なら入院はしますが、今すぐは無理なんです。

（じつはこの患者はフリーライターで、明日から一週間かけて北海道の秘湯めぐりの取材旅行の予定。その記事が好評なら連載にしてもいいと言われているビッグチャンスが目の前にある状況）

医師　でも、入院しないと悪化したときに対応できませんよ。いのちに危険が及ぶ場合もあるわけですから……。入院を後回しにできる状況ではないのです。

（患者は取材旅行に行きたいと言い出せないまま模擬面接は時間切れとなる）

模擬患者とは

これは、初期研修医（医師になって二年間）の医療面接セミナーでの、COMLが養成している模擬患者とのやりとりの一例です。

模擬患者は、じつは大きく二つにわかれます。コミュニケーショントレーニングに使われるSimulated Patientと、試験などの客観的評価に使われるStandardized Patientです。いずれも頭文字をとって「SP」と呼ばれていますが、先の例で研修医の相手役となったのは前者で、後者は後述するOSCE《オスキー》と呼ばれる客観的臨床能力試験の医療面接などで活躍する模擬患者です。

コミュニケーショントレーニング用の模擬患者は、模擬患者役の実態に合わせたリアリティのある設定を作成します。名前、年齢、生活背景、病状などを詳しく設定して、その患者になりきり、すべてアドリブで模擬面接を受けるのです。

とくに、生活背景は一定の年齢を超えると、その人の雰囲気ににじみ出てきます。実体験からかけ離れた想像すらできない生活背景を設定すると、その役になりきれず、どこか見た目にも違和感が生じるのです。そのため、模擬患者に応じてふさわしい設定をするようにしています。

そして、その面接中のやりとりで、動揺したり困ったり、あるいは逆に嬉しかったりと感情が動いた部分、さらには説明が理解できなかったりした部分に焦点を当て、それが医療者役(医学生や研修医など)のどのようなコミュニケーションによってもたらされたかをフィードバックするのが役割です。

先の例の模擬患者の場合だと、フィードバックのポイントになったのは「レントゲンを示されたわけでもなく、いきなり〝キキョウ〟と言われて、花の桔梗《ききょう》しか頭に浮かばなかったので、状態がよく理解できなかった。また、何を言っても入院することが前提条件と医師は決めてしまっていて、自分の置かれている生活上の状況すら説明できない雰囲気だった」でした。

一般社会では、自分のとったコミュニケーションを受け手から指摘(フィードバック)されることはまずありません。しかし、医療現場では医療者はショックを受ける内容を患者に伝える必要があったり、むずかしい専門的な内容を患者が理解できるように説明したりする必要があります。

米国では一九六〇年代から模擬患者の導入が始まり、一九七〇年代にシステム化されたと言われています。COMLでは、この活動の準備を一九九二年に始め、一九九三年から実施してきました。

なぜ始めたのか

そのきっかけとなったのが、私がCOMLスタッフとなる直前の一九九二年一月、辻本好子が日本医師会から生涯学習ビデオの制作を依頼された岩波映画の女性監督の誘いで、米国取材旅行に同行したことでした。米国の医療機関や医学教育の現場を見学する機会を得たのですが、そのなかに、ニューヨークのマウントサイナイ医科大学がありました。

そこには、模擬診察室が設えられていて、医学生と模擬患者が模擬面接をおこなっていました。その様子は録画され、一連の模擬面接のあと、コミュニケーション担当の教育者を交えて映像を見ながら振り返りをするのです。その際、模擬患者は医学生の説明や対応について凛《りん》とした表情でフィードバックしていたのだそうです。

その医科大学で模擬患者に従事していたのは、ブロードウェイの俳優の卵。欧米人は日本人に比べて身体表現が豊かで、少々オーバーなリアクションを要求されるために、俳優の卵が使われていたようです。

しかし、俳優の卵といえども、医学には素人《しろうと》です。一般人が医学教育に参画している――そのことにいたく感動した辻本は、「COMLで、ぜひこの活動をおこないたい!!」。そう強く胸に秘めて帰国しました。成田から東京を経由し、新幹線で帰阪してきた辻本を新大阪駅で出迎えた私が真っ先に聞かされた話も、まさに模擬患者のことでした。

そこで辻本は、岩波映画の監督と引き合わせてくださった大阪大学医学部名誉教授の故・中川米造氏を訪ね、米国取材旅行の報告かたがた、模擬患者に感動したこと、COMLで実現したいことを一生懸命語りました。すると「私の弟子で、医学教育や模擬患者に関心を持っている医師がいるから紹介するよ。いっしょに取り組んでみたらどうか」と、奈良県立医科大学衛生学教室助手だった藤崎和彦氏（現 岐阜大学医学部医学教育開発研究センター長・教授）を紹介されたのです。

そして、一九九二年秋から私を含めて模擬患者初期メンバー四名と藤崎氏で方法や設定について模索を始めました。その結果、一九九三年三月に関心のある医学生に声をかけておこなった「医学生のための模擬患者による春休みセミナー」が記念すべき第一回となりました。

その後、同年秋にはテレビ朝日系列の「ニュースステーション」の特集で取りあげられ、翌一九九四年には朝日新聞の全国版やさまざまな医療系雑誌でも紹介され、「私もやってみたい」という模擬患者候補が増えました。さらには、「授業や講義に模擬患者を派遣してほしい」という依頼も届いて、北海道から九州まで模擬患者を派遣するようになり、医学教育のなかでも少しずつ認知度が上がってきました。

というのも、私たちが模擬患者を始めた当初、医学部の教授の多くは「患者への対応方法なんて教えるものではない。先輩の背中を見て学ぶものだ」と豪語していた時代でした。しかし、「偏差値が高い」という理由だけで医学部に入学する学生、異なる世代とコミュニケーションを取ったことのない学生が増えるにつれ、やはり医療面接も基本を教えなければならないという機運が医学部でも高まりました。それに、模擬患者を用いた医療面接を国家試験に採り入れることが国際的な風潮になったことも大きかったと思います。

模擬患者から医師が学んだこと

そもそもＣＯＭＬで模擬患者の活動に取り組むようになった根本的な想いは、患者は一人ひとり背景の異なる個別的な存在であることを理解し、きちんと対応できるコミュニケーション能力を、医師をはじめとする医療者に養ってもらいたいというところにあります。

これまでの経験で、教員の一〇〇のアドバイスよりも、模擬患者の一つのフィードバックの言葉がインパクトを持っていることを痛感しています。二十数年を経た今でも四〇代半ばを過ぎた医師から「模擬患者をしていた山口さんから学生のときにこういうフィードバックを受けた」と、当時のことを鮮明に覚えていると聞かされることは少なくありません。

ＣＯＭＬが模擬患者活動を始めた当初に医学生としてさまざまな行事に参加し、現在、島根大学医学部環境保健医学講座で教授を務める神田秀幸氏は、当時のことを懐かしく振り返ってくれました。

「最初に模擬患者セミナーを受けたのは確か医学部二年生のときだったと思いますが、大学の教員でもなく、仲間の学生でもない第三者の患者という立場の人からフィードバックを受けたというのが新鮮でした。とくに『優しいけれど頼りない』と言われたことは二五年経った今でも忘れられませんが、前向きに受けとめられました」

さらに当時を振り返って、「(大学の枠を越えた医療系学生の)サークル活動でも模擬患者に来てもらってよくセミナーを開いていました。批判的に見る仲間もいましたが、『コミュニケーション能力の底上げをすることが大事。少なくとも基本的な能力は身につけられるようにしよう』と理解を求めました。それが今や標準的になったことを嬉しく思います」と語ってくれました。

また、現在のように医学部のカリキュラムに医療面接が取り入れられていなかった時代に医学生だった北海道家庭医療学センター理事長の草場鉄周氏は、COMLで開催したセミナーに参加し、模擬患者からのフィードバックのなかで「一生懸命説明していることはわかったが、何か怖い感じがして……」と言われたことが今でも忘れられず、衝撃を受けたと言います。

「おそらく、情報を提供することに意識が向きすぎて、それを聞いている患者さんの表情や想いに心が向いていなかったのだと思います。情報をどのタイミングで、どれぐらい伝えるかを判断することもコミュニケーションのうちだと学びました」と振り返ってくれました。

草場氏は、学生時代に独自におこなっていた勉強会に藤崎氏と模擬患者を何度か招き、自主的なトレーニングも積みました。その学びを生かし、いま取り組んでいる家庭医療（〝家庭医〟を専門にする医師が、日常的な病気やケガなどを包括的に対応しておこなう医療）の現場で外来診療の研修の一環として「ビデオレビュー」という方法を採り入れています。患者さんに了解を得て実際の診察をビデオ撮影し、指導医と家庭医療を学ぶ医師が振り返りをおこないます。そのなかで、面接でうまくコミュニケーションがとれている点を評価したり、課題を抽出したりするのだそうです。対話がかみ合っているときは、患者さんの表情もよく、ビデオで客観的に振り返ることでその確認ができます。

このように模擬患者でトレーニングを受けた経験が、実践的な卒後研修として発展し、若手の育成にも生かされていることを知ると、私たちも大きな励みになります。

医療面接が試験に

一方、評価のための模擬患者 Standardized Patient は「標準化された模擬患者」と言われていますが、私たちは「自動販売機SP」と呼んでいます。つまり、客観的評価の対象になるために、模擬患者自体もマニュアル化されていて、答える内容が決まっているのです。

二〇〇二年からのトライアルを経て、医学部と歯学部では二〇〇五年一二月から共用試験(診療参加型臨床実習開始前に実施される評価試験)が始まりました。共用試験はCBT(Computer Based Testing)とOSCE《オスキー》(Objective Structured Clinical Examination)にわかれ、CBTは知識を問う試験、OSCEは客観的臨床能力試験という実技試験です。このOSCEのなかに医療面接の試験があり、その相手役として模擬患者が活躍するようになったのです。

大学医学部でOSCEが義務化されて以来、模擬患者は急速に人数が増えました。大学で養成している模擬患者もいれば、COMLのようにグループや団体に所属している模擬患者もいます。

COMLで模擬患者をしているメンバーに始めた動機を聞いてみたところ、「みずからの患者体験で医療現場におけるコミュニケーションギャップを痛感した」「医療者に〝病〟だけでなく心を含めた全体を見てほしいという想いから」「医療でお世話になった恩返しがしたい」とさまざまです。

また実際に模擬患者として活動する意義ややりがいについては、「医療者の養成に役立っていると実感できること」「自分のフィードバックによって目の前で学生や研修医のコミュニケーションに変化が起きるのを実感できる」「学生から『患者さんが感じている生の声を聴けて勉強になった』と言われる」「フィードバックを前向きに受けとめて、今後の成長に役立ててもらえる感触が得られる」と、まさしくみずからの働きかけで学生や医療者の実践的な学びとなっていることへの喜びが挙げられています。

とくに研修医の研修の一環としての模擬患者セミナーを見ていると、医療者側と患者側の視点の違いが明確になることがあります。研修医は現場に出て知識も増えてきていますので、ともかく患者に必死で説明をしようとします。一方的に理路整然と説明する同僚の姿を見ると、終了後「説明が見事だった！」と仲間は称賛します。しかし、模擬患者は「私の想いを受けとめてもらえなかった」「理解しているかどうかお構いなしに説明が一方的に進んだ」というフィードバックになることもあります。このように自分のコミュニケーションについて指摘される稀有《けう》な体験が、模擬患者による医療面接の特徴だと思っています。

カナダや米国、韓国、台湾などでは、医師国家試験に医療面接が採り入れられていて、日本でも何度かその必要性が俎上《そじょう》に載りました。しかし、模擬患者の対応能力にばらつきがあってレベルが一定に保たれているとは言えないため、国家試験として導入するのはむずかしいこと、さらには予算上の問題もあり、見送られることになりました。

それを決めたのは厚生労働省の医道審議会医師分科会医師国家試験改善検討部会ですが、二〇一五年三月にとりまとめられた報告書では、医師国家試験に導入しない代わりに二〇二〇年から「診療参加型臨床実習終了後のOSCE（Post-CC OSCE）」として、よりレベルの高い実技試験をおこなう方向で取り組む見込みであることが記載されました。私もこの検討部会の委員を務めていましたし、二〇一七年度から始まったPost-CC OSCEの試験試行（トライアル）にも深くかかわっていますので、より質の高い試験となるように積極的に働きかけをしていくつもりです。

その後のさらなる大きな変化は、二〇二三年度から診療参加型臨床試験前の共用試験（CBTとOSCE）が公的化されたことです。これまで医学生の臨床実習というと見学中心だったのですが、それでは研修医になったときに医師としてほとんど何もできない。もっと臨床実習を医療者の一員として参加する「診療参加型臨床実習」にする必要性が出てきたわけです。

診療に参加するには一定の「医行為」をおこなう必要があります。しかし、医行為は医師免許を持つ医師にしか許されていなかったので、医師法を改正し、公的化した診療参加型臨床実習前共用試験に合格することで、医学生にも一定の医行為をする資格を与えようというわけです。これを「違法性の棄却」と言い、通常は違法とされる行為について、その違法性を否定する事由にしているのです。

これは患者にとっても大きな変化と言えます。入院中に医学生から医行為を受ける可能性があるからです。もちろん指導医のもとでの医行為ですが、どのような医行為をどこまで担当するのか、指導体制はどうなっているのかなどの説明を受けたうえで、可能な限り医師になる医学生の育成に協力することも大切ではないかと思っています。

医学生の倫理観を養う

共用試験の運用やとりまとめをしているのは公益社団法人医療系大学間共用試験実施評価機

構(CATO)で、私は理事の一人です。そのなかで感じているのが、医学生の倫理や態度について教育、評価することのむずかしさです。

学生に倫理を学ばせるために、まず〝倫理学〟を教える大学があります。しかし私は、倫理とは日常生活のなかで求められている判断や態度だと受けとめています。それを実感したのが、ある大学で起きたOSCEの課題漏えい事件です。

共用試験のOSCEは四年生に実施されるのですが、その大学では当時、三年生のボランティアを募って試験会場の設営を手伝ってもらっていました。そこで受験生である四年生が、ボランティアを申し出た三年生に「夜になると試験会場に課題が貼り出されるから、それを写真に撮って送ってほしい」と依頼したのです。それを受けて二人の三年生が夜、会場の玄関にいた守衛に「なかに忘れ物をした」と嘘をついて潜入しました。一人はよくないことだと思い直したのかすぐに退出しましたが、一人は残ってすべての試験の課題を写真に撮り、依頼主の四年生にそれらを添付したメールを送信しました。その四年生が複数人で写真を共有したうえに、四年生全員に「予想問題」と題してメールを送信しました。しかし受け取った一人がそれに不快感を抱き、内部告発したことで不正が明るみに出たのです。

ＯＳＣＥの実施にあたり何か不正事案が生じると、私は医療者ではない一般の立場の理事として、すべての事案の調査委員を拝命しています。そのため、この試験問題漏えい事件も現地調査に行き、ヒアリングなどをおこないました。

現地調査に行くまで、私は三年生が忍び込んだのは設営が終了した無人の試験会場だと思っていました。しかし実際は、まだ事務員が準備していて有人だったことがわかりました。つまり、学生はなかに人がいるとわかると物陰に身を隠し、人がいなくなるのを待って忍び込んで写真を撮っていたのです。

現地でその様子を想像した私は、怒りを通り越して、悲しくなりました。たとえば、小・中学生が起こした事件であれば、なぜよくないことなのか解いて教えることもできます。しかし、大学三年生といえば少なくとも成人していますし、ましてや人のいのちを預かる医師をめざす医学生です。

そのときに強く感じたのは、日常生活のさまざまな場面で試される倫理的な判断力を醸成することの必要性でした。

たとえば、スマートフォンやパソコンは私のような年齢の者にとっては便利な道具ですが、いまの若い世代には子どものころから慣れ親しんだ日常の道具です。そのため、「できること」と「していいこと」の境界がわからなくなっているのではないかと思ったのです。「できるけれど、していいことか」と立ち止まって判断する基準こそが倫理観なのだと思います。そのうえ、医師になれば毒性の強い薬を処方したり、手術でからだにメスを入れて切開したりするなど、普通の人なら罪になることができる資格を持つわけです。

そう考えると、日常から「できること」と「していいこと」の境界を考えることこそ、倫理観を養うことではないかと感じました。

医師が倫理観をもって患者と向き合うこと、それは患者から見ればとても大切な基本です。それだけに、医学教育界に患者がどのような医師を望んでいるかを伝え続けることも私に課せられた大切な役割だと思っています。

【コラム】患者と医療者のコミュニケーション講座

この講座は、二〇〇一年から始めたワークショップで、最初は「患者のためのコミュニケーション講座」という名称でした。ところが、毎回医療者の参加があり、ある看護師が「医療者でも参加して気づきが得られたので、同僚にも参加を勧めたら『患者のためという講座なのに、われわれ専門家が行くと迷惑ではないか』と言われた。ぜひ名称を変更してほしい」と言ってこられました。確かにコミュニケーションの基本は、患者も医療者も同じと思い直し、臨機応変に名称変更したといういきさつがあります。

そもそもこの講座を始めるきっかけは、当時、私が約一〇年電話相談を聴き続けているなかで、患者側のコミュニケーションにも問題があると感じていたこと。そして、コミュニケーションは双方向で成り立つものだから、医療者だけではなく、患者のコミュニケーション能力も高める必要性があると痛感していたことがきっかけです。

ただ、患者側のコミュニケーション能力の向上は強要されるものではないし、逆に教えてもらうものでもありません。そこで、まずは自分のコミュニケーションの癖《くせ》や改善点に気づいて、みずから行動を変えてみようと思うことが大切ではないかと考えました。

そのためには、〝やらされている感〟の少ないワークショップを企画しようと考え、試行錯誤で始めました。現在では、ゲームやロールプレイ、ディスカッションを通して、楽しみながらコミュニケーションを考えるワークショップになっています。

5章　患者が病院を変えていく

——病院探検隊

利用者の〝虫の目〟で

一九九三年ごろ、現在の公益財団法人日本医療機能評価機構の設立が模索され、「第三者による病院の機能評価を実施しようと計画しているので、患者の立場から話を聞かせてほしい」という依頼が準備をおこなっている人々から届きました。この機構はその後、一九九五年に設立され、一九九七年から訪問審査による病院機能評価事業を開始しています。

事前に辻本好子に対して「患者側の考えを知りたい」と意見聴取があったのですが、戻ってきた辻本は「病院の機能評価なのに、利用者である患者の立場のサーベイヤー（評価調査者）が予定されていないらしい」と疑問を呈しました。私も「それはおかしい」と同調し、その後もその件について話し合うなかで、しだいに「ほかの団体のおこなう内容を批判するのは失礼だし、何も変わらない。だったら、ＣＯＭＬでできることをしてはどうか」という方向性に話が展開していきました。そして、「日本医療機能評価機構が専門家の目で客観的に評価する〝鳥の目〟ならば、私たちは主観的に過ぎないかもしれないけれど、利用者の〝虫の目〟で病院を見て改善の提言・提案をしよう!」と始めたのが「病院探検隊」です。

まず一九九四年に長野県にある諏訪中央病院でプレ病院探検隊を受け入れてもらい、病院探検隊の方法を模索しました。そして一九九五年から、まずは知り合いの院長などに声をかけて、病院探検隊の受け入れを提案しました。その後、一九九九年ごろからは、まったく面識のない医療機関から依頼が入るようになり、二〇〇二年度には、じつに一六医療機関の依頼を受けました。この年度までは交通費と宿泊費のみ医療機関に負担してもらっていましたが、一定の質が担保できるようになったこともあって、二〇〇三年度からは交通費と宿泊費のほかに派遣料を有料化しています。

病院探検隊では、基本的にこちらが見たい病院への〝突撃隊〟はしていません。あくまでも医療機関からの依頼に基づき出動します。ただ受け入れ先の病院には〝日常〟を見せてもらうことが大切だと伝えています。ですから、多くの病院は職員に「そのうち病院探検隊がやってくる」と伝えても、実施日や役割については一定の幹部にしか知らせないようにしているようです。

当日は、COMLスタッフやボランティアメンバー約一〇名が出向き、「案内見学」「自由見学」「受診」という三つの役割にわかれます。「案内見学」は病院の管理職の案内で見学します。そばに病院関係者がいるので、徹底的に質問することが大事な役割です。このときの質問によって、自由見学や受診したメンバーが思い込みでフィードバックしないように調整する役割も担っています。

「自由見学」は主に担当する領域を決めて役割分担し、自由に見て回ります。受付付近で三〇分ほど座って患者の流れやスタッフの対応を見たり、実際に「この外来から採血室に行く動線がわかりやすいか」と試してみたりもします。さらには、相談室が入りやすいかどうか、実際に入ってみて、なかにいるスタッフにインタビューもします。案内表示や掲示板、投書箱の設置・回答状況なども確認します。許される範囲で、病院スタッフだけではなく、外来・入院患者、家族にインタビューすることもあります。

そして「受診」は、まさしくほかの患者に交じって受診するのです。いわゆる〝抜き打ち検査〟のようになってしまうので、病院から依頼があった場合に限り(ほぼ依頼があります)、本当に生じている症状や持病を使って受診します。初診受付↓待合室↓診察室↓検査↓会計と一連の流れを経験するなかで、たった一回の受診でも、その医療機関の特徴や課題がかなり見えてくるものです。保険証を最初に提示して受診していますので、終了した時点で保険請求を止めてもらい、支払った医療費は返還してもらっています。

このような見学と受診を午前中いっぱいかけておこなったら、入院患者と同じ昼食をメンバー一人ひとりが実費を支払って試食します。普通食だけではなく、糖尿病食や潰瘍食《かいようしょく》、減塩食といった特別食も交えて用意してもらっています。

そして午後からの打ち合わせを経て、約二時間かけて病院管理職へのフィードバックとディスカッションをします。後日、メンバー一人ひとりがリポートをまとめ、それをCOMLスタッフが総合フィードバックという十数ページに及ぶ文書にまとめ上げます。それに個人のリポートも資料として添付して病院に一ヵ月以内に提出、というのが一連の流れです。

私たちがこれまで数多くの病院探検隊を実施したなかで、メンバーがどのような視点で確認し、提言・提案につなげているのか、チェックポイントをつぎのように抽出してみました。実際の探検隊のときは、チェックリストを見ながら見学するとチェックにやっきになるので、「初めて訪れた患者の視点」を大切にして、リストに沿ったチェックはしないようにしています。しかし、この本ではどのような視点で探検しているかを伝えるために、その内容を具体的に紹介してみます。

どこを見るのか1　外回り、受付

［チェックポイント　外回り］

- 病院入口から玄関までに危険はないか。
- 車椅子の人や松葉杖の人でもスムーズに玄関にたどり着けるか。
- 駐車場の整備や待ち時間はどうか。
- 自転車置き場が整理整頓されているか。

病院の入口や駐車場から玄関まで、車椅子の人でも、天候が悪いときでも、支障なくたどり着くことができるかを確認します。

なかには駐車場が混んでいて、そこだけで待ち時間が一時間を超えるような病院もあります。また、「駐輪禁止」と表示されている場所にバイクや自転車が置かれていたり、明らかに長期間放置されているものもあったりします。

警備員が配置されていても、広い範囲に目配りがされていないこともあります。外回りは、車やバイクが行き交って危険を伴うこともあるだけに、さまざまな角度から見るようにしています。

［チェックポイント　エントランスや受付］

- 照明や静かさなど、入ったときの雰囲気はどうか。
- 院内の案内図の有無とわかりやすさはどうか。
- 掲示物の状態はどうか。
- 総合受付の有無と誰がどのように対応しているか。
- 初診受付のわかりやすさ（初めて訪れた人が戸惑わないか）はどうか。
- 初診申込書などを書く場所は、プライバシーを守る配慮がされているか。
- 椅子や老眼鏡の設置など、立っていることがつらい人や高齢者への配慮はあるか。
- 公衆電話のプライバシーが確保されているか。
- 差額ベッド料など保険外の医療費の表示は適切か。

・病院の理念や役割、施設基準などが適切に表示されているか。
・医療スタッフの動き(忙しそうで声をかけにくいなど)はどうか。
・受付職員は話しかけやすい雰囲気か。
・受付窓口周辺は整理整頓されているか。
・受付で症状を大声で聞くなどプライバシーが侵害されていないか。
・受付の手続きに要する時間はどうか。
・つぎに行く場所への説明や、院内地図を用意するなどの案内の工夫がなされているか。
・その他の案内表示はわかりやすいか。
・目や耳が不自由な患者などへの対応の工夫はあるか。
・患者向けの院内誌やパンフレットの有無と設置状況はどうか。

写真①の病院では一般的な自動ドアの入口があるのですが、施錠されていました。この日は冬で、一般的な自動ドアだと風が吹き込んで寒いので、隣の回転扉を使用するようになっていたのです。しかし、荷物や服が回転扉に挟まったり、つまずいて転倒しそうになったりしている患者が何人もいたので危険ではないかと指摘しました。その数日後に東京の六本木ヒルズで回転扉による死亡事故が起き、改めて回転扉の危険性を痛感しました。

写真②は病院の玄関口にある傘立てで、この日は晴天でした。つまり、いつもこのような状態で放置されているということです。

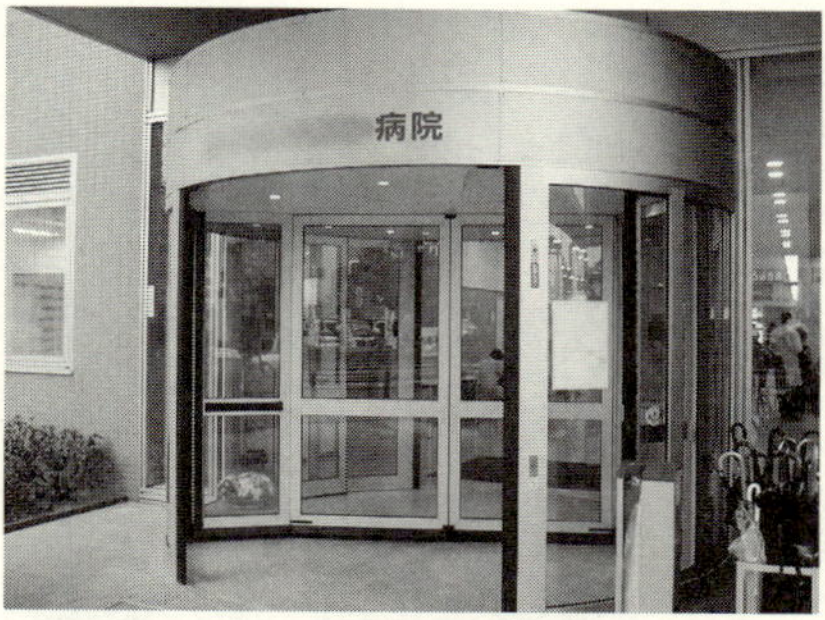

写真①

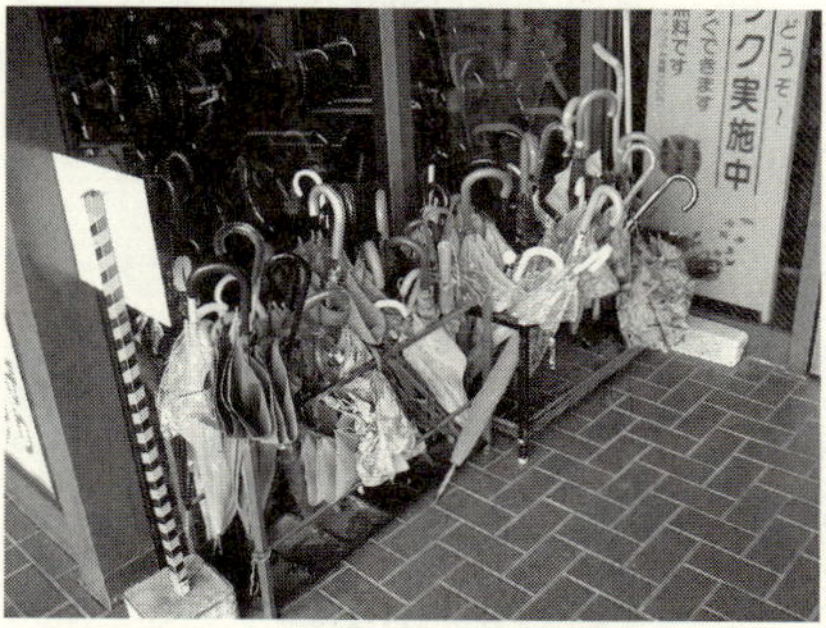

写真②

この状況を見ただけで、院内の整理整頓の様子が想像できます。このような状態も〝日常〟になると「こんなもの」と見過ごしがちなところを探検隊では指摘します。

一方、写真③の病院の傘立ては、すっきりと整理されています。

さらに傘立ての側面には「二週間以上放置の傘　総合案内にて保管をしています　一ヶ月以上ご連絡がない場合　置き傘として活用させていただきます」という貼り紙があり、病院のメッセージが明確に伝わってきました。

また月一回は保険証の確認が求められますが、病院によっては保険証の確認カウンターに患者が列をなしている光景を目にすることがあります。

写真④の病院では、外来のあちらこちらに保険証確認の出前をしている職員が配置されてい

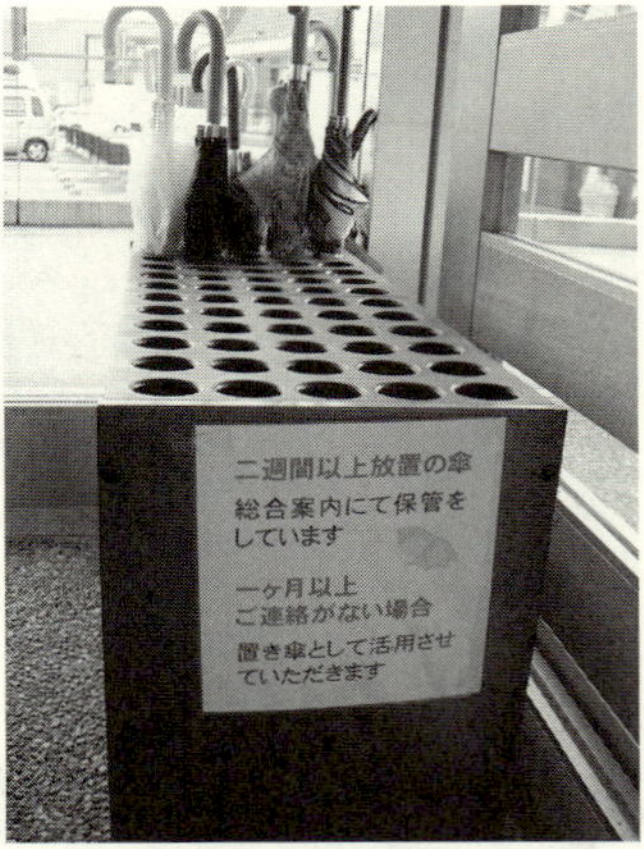

写真③

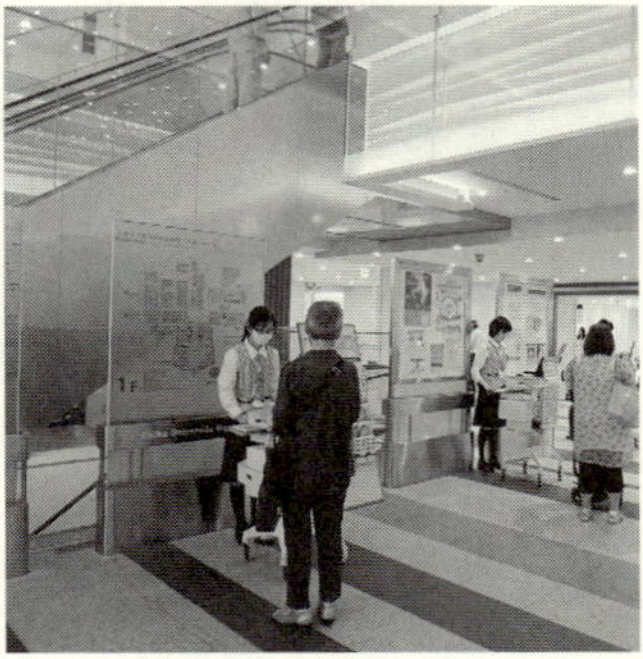
写真④

ました。患者は、待ち時間を利用して保険証の確認を済ませられるので便利です。待ち時間の有効利用と言えるでしょう。

どこを見るのか2　外来

［チェックポイント　外来］

- 案内表示はわかりやすく、目的地に容易にたどり着けるか。
- 受付はスムーズか。
- 問診票を記入する場所があるか。
- 看護師による症状確認はプライバシーが守られているか。
- 待合室の椅子の配置はどうか。
- 待ち時間はどのぐらいか。
- 病気について勉強できる資料や書籍の設置など、待ち時間を快適に過ごす工夫がなされているか。
- 待ち時間の表示が初診・再診ともにあるか。

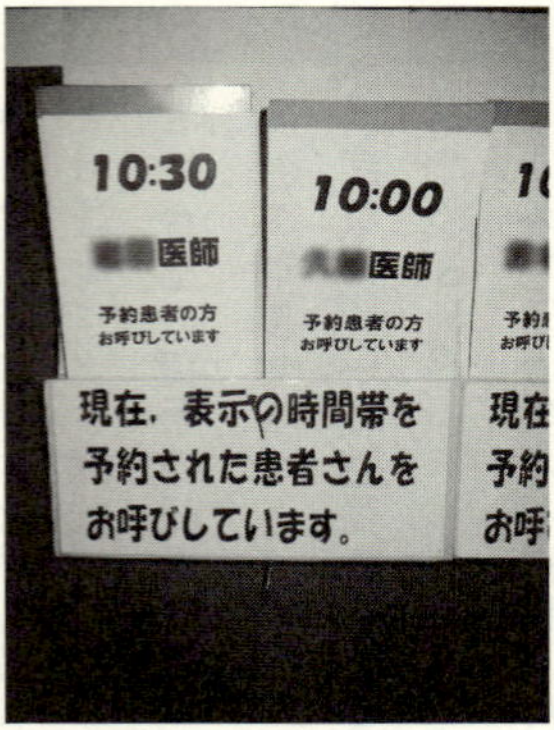

写真⑤

- 担当する医師の名前などの案内があるか。
- 診察室に呼び入れるのにどのような方法をとっているか。
- 声をかけると、看護師や受付職員はすぐに対応してくれるか。

どの病院でも患者の苦情として多いのが「待ち時間」です。写真⑤の外来では、予約時間と医師名を記して「現在、何時に予約した患者を診察しているか」がわかる表示を出していました。

ただ、多くの病院で初診患者の待ち時間の目安がわかりにくい現状があるだけに、たとえば口頭で目安を伝えているか、待ち時間を快適に過ごせる工夫がなされているかも見て回ります。

［チェックポイント　外来トイレ］

- 悪臭はしないか。

・車椅子の人が利用できるトイレが完備されているか。
・トイレ内に手荷物をかけたり置いたりするスペースはあるか。
・尿検査の際、検査用のコップを置く台などはあるか。
・温水洗浄装置のついたトイレはあるか。

高い頻度で清掃チェックがなされているトイレは、ゴミやトイレットペーパーの紙くずも落ちていませんし、悪臭もしない場合が多いのです。

また、患者の多くは上着やバッグ、そして病院の予約票などを持ってトイレを使用します。冬場であったり、小さな子どもを連れていたりする人の場合は、荷物も増えがちです。そのような荷物が邪魔にならずに用を足すことができるかどうかも、重要なポイントです。荷物をかけるフックが高い位置にある場合も多く、背の低い人だと利用できません。

採尿室を兼ねているトイレの場合は、検査用のコップを置く台がないと、床に置くことも憚《はばか》られるだけに手に持ったまま困ってしまうこともあります。そのような利用する患者の身になって見て回ります。

［チェックポイント　診察室］

- 中待合室の有無とプライバシーが守られているか。
- 診察室内に同席しているスタッフの対応はどうか。
- 診察のとき十分に話や説明ができるか。
- 医師の説明はわかりやすいか。
- 症状を受けとめてもらえたと実感できるか。
- 検査や薬が必要になったとき、細かい説明があるか。
- 患者の生活や事情に配慮した工夫やアドバイスがなされたか。
- 次回どうすればいいのか適切な説明があったか。
- 安心できる対応であったか。

［チェックポイント　検査室やリハビリ室など］

- 待ち時間はどのぐらいで、それがわかるようになっているか。

- 採血がおこなわれる際、安全が保たれているか。
- スタッフの態度や対応はどうか。
- 感染予防がなされているか。
- プライバシーが守られているか。
- つぎに行く場所への適切な案内があったか。
- レントゲン室では、脱衣した場合に検査衣などの配慮があるか。
- レントゲン室で前後の患者と出遭わないように工夫されているか。
- 被曝対策がなされているか。
- 検査の手順などについての説明がなされているか。

これら診察室や検査室といった「経験しないと意見が言えない」内容は、病院探検隊のなかでも受診担当メンバーが確認する重要なポイントです。とくに、医療を提供している側にはわからない、患者ならではの視点や感性を大切にしています。医療を提供する側からすれば、「きちんと対応した」「説明した」「プライバシーは守っている」と思っていても、受ける側には正反対の印象になることも少なくありません。

レントゲン室の前で呼ばれるのを待っていたとき、ドアが開くたびになかにいる患者の裸の姿が丸見えになっていることに、メンバーが気づいたことがありました。レントゲン室のスタッフは、まったく気づいていなかったそうです。そのフィードバックによって、すぐにパーティションが設置されました。

やはり異なる立場の視点は大切だと実感しました。

［チェックポイント　薬局］
- 外来は院内処方か院外処方か。
- 薬剤師の対応はどうか。
- 薬の説明に対する工夫がなされているか。
- 患者からの薬の相談に対応できているか。
- 院外処方の場合、保険薬局の案内はどのようにおこなっているか。
- 院外処方の場合、ＦＡＸで処方せんを送るサービスはあるか。

最近は院外処方の医療機関が増え、院内の薬剤師は病棟での業務に携わるようになって、外来患者と院内薬局の接点が減っています。そのためか、院内薬局には「お薬相談室」や「お薬相談コーナー」が設置されていることが多いのですが、形骸化《けいがいか》していることも少なくありません。そこで、相談しやすく声がかけやすい雰囲気かどうか、機能しているかどうかも確認します。

また、院外処方の場合、処方せんをＦＡＸで患者が希望した薬局に送信するサービスを多くの医療機関でおこなっていますが、その場合、誤送信を防ぐ対策が取られているかを確認することも重要です。処方せんには患者の個人情報が記されているからです。

［チェックポイント　会計］

- 待ち時間がわかりやすいように工夫がなされているか。
- 自動支払い機など待ち時間を少なくする工夫があるか。
- プライバシーが守られているか。

- 医療費の質問にわかりやすい説明があるか。
- 領収書の明細はわかりやすくなっているか。
- 保険証を忘れたり、外国人で保険証を所有していなかったりして自費で受診した場合、精算の方法や金額など、わかりやすい説明があるか。

診察や検査で長時間待つことが多いだけに、診療が終わると、少しでも早く帰宅したいものです。それなのに、会計の段階で長く待たされると疲れ果ててしまいます。

会計の受付をするだけでも長蛇《ちょうだ》の列で数十分待たされるという病院も、探検隊の経験でありました。待ち時間の原因になっていることは何なのかを、管理職へのフィードバックやディスカッションのときに必ず確認するようにしています。

最近は自動支払い機を設置し、クレジットカードでの支払いが可能だったり、自動支払い機も外来の診察室近くに分散して置くなど、患者の便宜《べんぎ》をはかるように工夫している病院も増えてきました。

［チェックポイント　廊下や階段］

- 照明は適切で落ち着ける雰囲気か。
- 整理整頓がなされているか。
- 避難の際、非常口や階段に邪魔になるものが置かれていないか。
- 心安らぐ絵画や写真を飾るなどの配慮がなされているか。
- エレベーターホールに足の不自由な人や高齢者への配慮があるか。
- 床がすべりすぎないか。
- 廊下に段差はないか。
- エレベーターホールや階段の踊り場などに案内図が設置されているか。またわかりやすいか。
- エレベーターの数は十分にあるか。

時折見かけるのが廊下の〝障害物〟です。写真⑥では手すりの前にソファが置かれているため、手すりが使えない状態になっています。

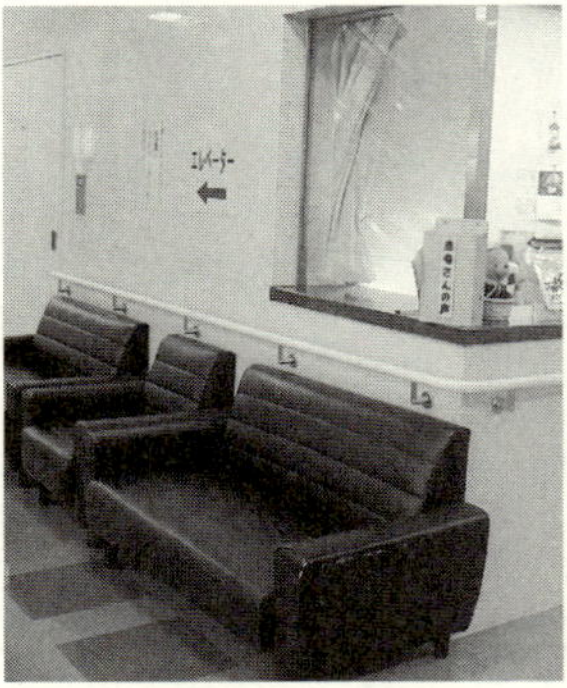

写真⑥

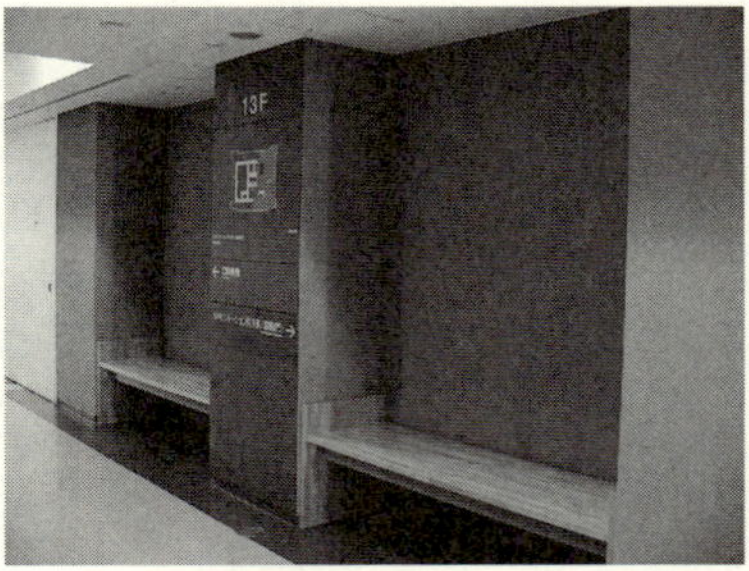

写真⑦

また、廊下に物が置かれていると、地震や火事などの災害が発生したときに避難の邪魔にもなりますから、安全のためにも整理整頓をしてほしいと伝えることにしています。

写真⑦はエレベーターホールの壁ですが、待つ間、荷物を置いたり、腰をかけたりするのに便利な設計になっています。利用者のことを考えてつくられている、優しい気持ちが感じられます。

どこを見るのか3　病棟

［チェックポイント　病棟］

- スタッフからあいさつや適切な声かけがあるか。
- ナースステーションは声をかけやすいか。
- ナースステーションの入口に点滴や薬のカートが無造作に置かれていないか。
- ナースステーションから雑談や不用意な笑い声などがもれてこないか。
- 面会人への対応はどうか。
- 病室の名札などのプライバシーへの配慮はどうなっているか。
- 浴室の広さや使いやすさはどうか。
- 入浴日や時間帯はどうなっているか。
- 車椅子や寝たきりの人が利用できる浴室があるか。
- トイレは悪臭がしないか。
- 車椅子の人が利用できるトイレは、どれぐらい完備されているか。
- トイレに清掃や消毒をした記録が表示されているか。
- トイレの手すりなどの設置状態は適切か。
- トイレ内に邪魔になるものは置かれていないか。

- 蓄尿の袋や尿器などが人目にさらされる状態になっていないか。
- 病棟は清潔か。
- 病棟のにおいはどうか。
- 病室のドアは不用意に開けっぱなしになっていないか。
- デイルームや談話室の有無と利用状況、整理整頓などはどうか。
- プライバシーが守られる公衆電話はあるか。
- 掲示板の状況はどうか。
- 採光の状態はどうか。
- 洗面所は清潔で使いやすいか。
- 洗濯機や乾燥機の設置状況はどうか。
- ゴミ箱の設置状況はどうか。
- 冷蔵庫やトースター、電子レンジなどはあるかどうか。
- 患者・家族に説明するための別室が設けられているか。

最近、廊下に「携帯電話使用区域」という場所を設ける病院が増えています。しかし、患者や家族が病院から誰かに電話するときは、悲しくつらい連絡もあります。泣いてしまうような場合は、できれば人目を避けて話したいこともあるだけに、写真⑧のように扉があって、椅子に座って話せる空間も大事です。

この公衆電話は、携帯電話も使用可能な空間になっていました。

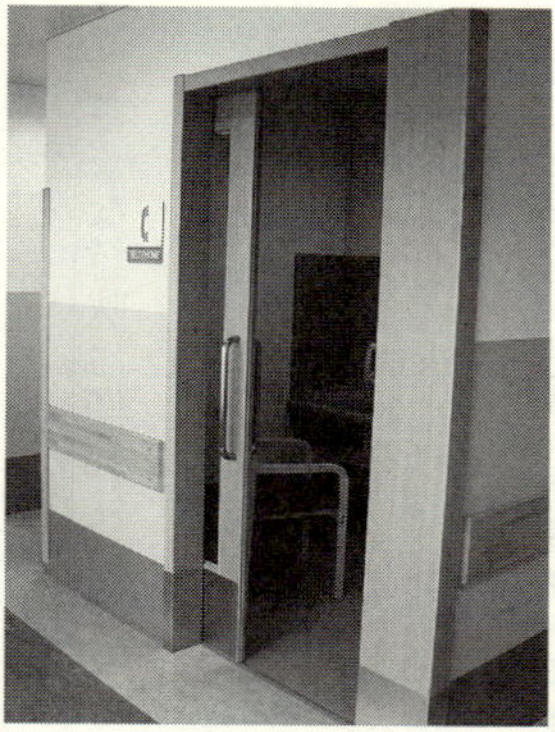

写真⑧

病院探検隊が病棟を見学した際に、多くの病院でもっとも気になるのが「看護師をはじめとしたスタッフからのあいさつや声かけがない」ということです。面会時間外なのに廊下を歩いていても、トイレや浴室のなかに入って行っても、まるで透明人間でスタッフからは見えていないのかと思うほどに声をかけられることがありません。これは裏を返せば、何か魂胆《こんたん》がある人がいとも簡単に悪事を働けるということですから危険です。

また、ある病院でキョロキョロしながら病棟を見学していたときに複数の看護師から声をかけられましたが、そのほとんどは「だいじょうぶですか?」でした。最近、「だいじょうぶ」という言葉がさまざまな意味に便利使いされていることに私は憂慮《ゆうりょ》しているのですが、病院で「だいじょうぶですか?」と問われれば、通常は「具合を聞かれている」と受けとめます。声をかけるとすれば、「何かご用ですか?」「どちらに行かれるのですか?」と聞くのが本来の目的を達成する言葉だと思います。適切な表現で声をかけるということも、大切なことなのです。

どこを見るのか4　患者が利用する場

［チェックポイント　売店］

- 利用しやすい場所にあるか。
- 品揃えの適切さと豊富さ。
- 車椅子や体の不自由な人でも商品を選びやすいか。
- 周辺の整理整頓はされているか。
- ゴミ箱の設置状況と、衛生面がきちんと保たれているか。

最近は、コンビニエンスストアを導入する病院が増えてきました。しかし、小さな病院ではまだまだ小規模の売店しかないというところも少なくありません。なかには外部の業者が入っていることもあり、品揃えが不十分だったり、乱雑に品物が展示されていたりすることがあります。

以前、それを指摘したところ、「あの売店は外部の委託業者なので……」と言われたことがありました。病院にとっては「外部」でも、患者から見れば病院の一部であることに変わりありません。組織の一部であることを意識して改善することが大事だと思います。

［チェックポイント　医療相談室］

- 病院玄関の案内図に医療相談室の表示がされているか。
- 容易に医療相談室にたどり着けるか。
- 入りやすい雰囲気か。
- 相談の対応時間が適切な場所に表示されているか。
- 相談員の在・不在を確認できる案内があるか。

・何に対応できるかの案内があるか。
・プライバシーが守られて相談できる空間になっているか。
・相談室内はゆったり落ち着ける雰囲気か。
・相談員の対応はどうか。

さまざまな相談への対応を求められるようになり、病院のなかには「○○相談室」「△△相談コーナー」と複数存在することが増えています。相談室の名称だけでは、どの相談をどこが対応しているのか判断に困ります。それだけに、まずはワンストップで何でも相談できる窓口があり、そこから必要な部署に振り分けてくれるような対応になっているかどうかを確認します。

患者・家族が直接相談窓口を利用する場合、入口は入りやすくオープンで、込み入った内容になればしっかりプライバシーが守られている空間で相談に乗ってもらいたいものです。

また、相談室は無機的で閉鎖的だと息が詰まりそうになります。絵画や写真など、気持ちが和らぐ工夫がなされているかどうかも、相談する人の視点で見ることが大切です。

［チェックポイント　診療録管理室］

- どのような場所で診療録(カルテ)が管理されているか。
- 専任のスタッフは何人いるか。
- 管理状況はどうか。

［チェックポイント　投書箱］

- わかりやすい場所に適切に設置されているか。
- 用紙とペンは設置されているか。
- 投書箱の開封をどれぐらいの頻度でおこない、誰が内容を確認し対応しているか。
- 改善したことについてのフィードバックがなされているか。

写真⑨のようなご意見箱、投書箱と呼ばれるものの設置状況も確認します。

患者の声を採り入れて病院をよくしたいというメッセージ性が伝わっているかどうか、投書

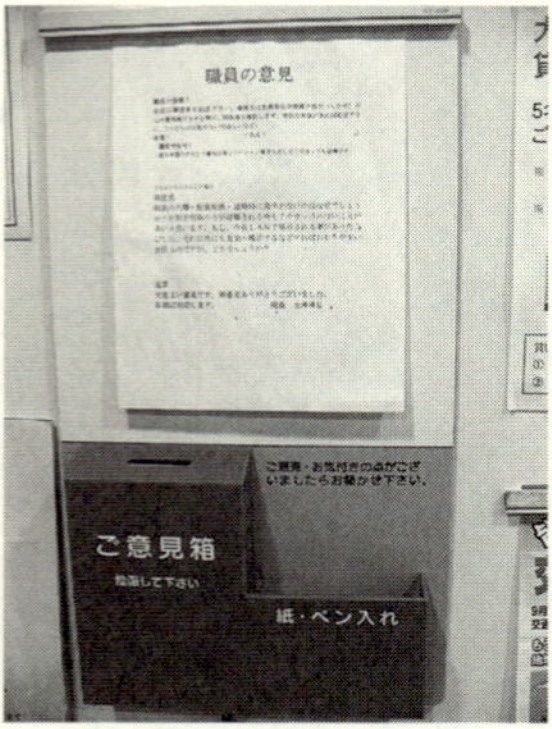

写真⑨

しやすい場所に設置されているか、病院の回答がきちんとなされているかがポイントです。

［チェックポイント　病院食］

- 味付けや盛付けの彩りはどうか。
- 食べやすい工夫がなされているか。
- 季節を感じられるような工夫がなされているか。
- 選択食の配慮がされているか。
- 適温保存されているか。
- 特別食にはどのような工夫がなされているか。
- 行事食などの工夫はあるか。
- 患者への献立のインフォメーションはどのようになされているか。
- 管理栄養士が病棟にあがってきているか。

患者にとって、入院中の数少ない楽しみの一つが食事です。それぞれの病院には管理栄養士がいて、さまざまな工夫をしています。

患者のために一生懸命努力している病院では、食事についてくるカードに、患者が自主的に感謝や感想をぎっしり書いてフィードバックしてくれるという話を聞いたこともあります。「ぜひ感想を届けたい」と思える食事を提供してくれる病院に出合いたいものです。

［チェックポイント　その他（ソフト面を含めて）］

- 患者が病気について学べる図書コーナーは設置されているか。
- 手術を待つ家族・知人のための待合室の様子はどうか。
- 屋上は有効活用されているか。
- 入院患者がくつろげる空間が確保されているか。
- 「患者様」呼称を実践している場合、違和感はなかったか。
- 医療スタッフの言葉遣《づか》いはどうか。
- 情報開示についての対応はどのようになされているか。

・医療スタッフの対応に「押しつけ」「やってあげている」という独善的な雰囲気を感じることはなかったか。
・医療スタッフの対応にホスピタリティを感じられたか。
・インフォームド・コンセントのための工夫がなされているか。
・苦情相談室はあるか。

病院の改革につなげる

二〇一七年度末までに、全国八六ヵ所で〝病院探検隊〟を実施してきました(COMLホームページ http://www.coml.gr.jp/ で病院探検隊受け入れ機関を公表しています)。そのなかには、診療所や保険薬局、介護老人保健施設、特別養護老人ホームなども含まれています。

最近、大学病院の改革に用いられることが相次ぎ、大病院が患者視点で改革をしていこうという機運を感じます。

たとえば二〇一五年一〇月中旬に慶應義塾大学病院から「臨床研究中核病院に名乗りを上げたら、厚生労働省の調査が入って『待った』がかかった。ガバナンスが甘く、患者目線(被験者保護)の欠落と言われ、病院改革のタスクフォースを立ちあげることにしたので、四名の外部委員の一人としてかかわってほしい」との依頼がありました。臨床研究中核病院とは、日本から発信する革新的な医薬品・医療機器・医療技術の開発を推進するために、国際水準の臨床研究の中心的役割を担う病院として厚生労働大臣が承認した病院のことです。

そして病院側の強い要望で、それから一ヵ月も経たない一一月中旬に病院探検隊を実施したのです。そのときの探検隊メンバーのフィードバック内容をポイントにして、改革が進められました。そして一年後には「どこまで変化したか見てほしい」と二年連続で病院探検隊が出動しました。

慶應義塾大学病院は二〇一六年三月に臨床研究中核病院と承認されたのですが、それを知った千葉大学医学部附属病院の山本修一院長が、「当院も臨床研究中核病院になりたいと考えている。どのようにしてそんな早期に認められたのか」と慶應義塾大学病院の竹内勤院長(当時)に相談をしたところ、COMLの病院探検隊を勧められたそうで、二〇一六年八月には千葉大学医学部附属病院への病院探検隊も実現しました。千葉大学医学部附属病院も、その後二〇一七年三月に承認を得ています。

私にとっては、さまざまな地域で、地域の人たちで病院探検隊を結成し、患者の視点を採り入れて改革する医療機関が増えることが夢の一つでもあります。これこそ、患者と医療者の協働による、よりよい医療の実現へのプロセスだと考えていて、拡がっていくことを願っています。

6章　患者が参加する

――「医療をささえる市民養成講座」

医療にかかわる人の講座を

辻本好子が厚生労働省をはじめとする審議会や検討会の委員に就任することが増え始めた二〇〇五年ごろ、「これからはますます患者・利用者の立場の委員が必要となるはず。しかし、医療のことを理解していないと冷静かつ客観的な意見は発言できない。委員候補となる人を養成するためにも、ボランティアをはじめとして深く医療にかかわれる人を増やす必要があると思う。そのための活動をＣＯＭＬで始めよう」と私に企画を投げかけてきました。

しかし、当時は患者側の医療不信がピークに達していたころ。最前線で多くの医療不信の相談を受け続けていた私には、「医療を理解する活動」なんて、とても受け入れてもらえると思えませんでした。

「なぜ早く企画を進めないのか」とせっつく辻本に、「まだ機は熟していない」と何度も伝え、ようやく不信感が下火になり始めた二〇〇八年に「そろそろ世の中に受け入れられる素地ができたのではないか」と判断して、一気に企画しました。

それが「医療で活躍するボランティア養成講座」です（次ページの表参照）。各種の委員をめざすことを前面に打ち出すと、ハードルが高いと感じる人も多いと考え、病院ボランティア、患者情報室スタッフ、模擬患者、病院探検隊、電話相談なども加えた活動に対象を拡げました。

一回三時間、全五回のプログラムで、実際に、具体的なボランティア活動を始めた修了者も数多くいます。しかし、五回のプログラムを修了したからといって、即どこかの委員に紹介できるわけではなく、なかなかそれ以上の発展には至っていませんでした。

患者参加の場が増える

二〇一一年に辻本好子が他界して跡を継いで理事長に就任し、現在の私の日常は年間一五〇〜一六〇本の講演に加え、数多くの会議への出席がメインになっています。引き継いだころはまだ厚生労働省の検討会でも「委員会に患者の立場の人を入れておかなければ……」という雰囲気が漂っていましたが、しだいに深く立ち入って実働したり、意見が具体的に採用されたりすることが増えてきました。

その最たるものが、二〇一五年度の「大学附属病院等の医療安全確保に関するタスクフォー

医療をささえる市民養成講座
(2016年度までは「医療で活躍するボランティア養成講座」)

講座1　医療現場で活躍できる市民参加活動
　講座の目的
　COMLの基本姿勢と活動紹介
　ボランティアとしての心得
　どんな活躍ができるのか
　　病院ボランティア，模擬患者，電話相談スタッフ，検討会や審議会の委員など

講座2　医療の基本
　医療の変遷
　　制度，できごと，患者の権利の発展
　医療機関や専門職の種類と役割
　医療現場の課題
　医療費の基本

講座3　医療相談の実際
　COMLの相談対応の基本姿勢と実際
　相談から見える患者の意識の変遷
　相談対応に必要な情報と姿勢
　相談内容の紹介とディスカッション

講座4　医療を知るI
　病院選びと賢い患者の心構え
　セカンドオピニオン
　医療費の知識

講座5　医療を知るII
　医療にまつわる社会的な知識
　　納得できないときの解決方法，個人情報保護法，成年後見制度，高額療養費制度，医療費控除
　薬にまつわる情報
　　治験，ジェネリック，医薬分業，副作用被害など

＊内容は制度や時代の変化に合わせて毎年ブラッシュアップしています.

ス」の顧問として当時八四あった特定機能病院（大学病院など高度先進医療を担う病院）のうち、二二病院の集中立入検査に同行し、そこから見えてきたものを意見具申《ぐしん》したことです。その後、特定機能病院の承認要件見直しや「大学附属病院等のガバナンスに関する検討会」へと継続的にかかわってきました。

そして、二〇一七年度から特定機能病院に設置が求められるようになった医療安全監査委員会では八病院で委員を務め、京都大学医学部附属病院では私が医療安全監査委員長を務めています（二〇一八年五月現在）。これは、医療安全監査委員会は「医療を受ける者その他の医療従事者以外の者」が外部から監査委員として加わることが医療法施行規則に明記されていることに関係します。

それにしても、医療を受ける立場で参加している者が委員長を務めることになるとは、活動を始めた一九九〇年当時には想像すらできないことでした。隔世《かくせい》の感があります。

ますます増える市民参画ニーズ

それ以外にも、あちらこちらで「市民参加」の必要性が叫ばれるようになってきました。たとえば、二〇一四年一二月に出された「人を対象とする医学系研究に関する倫理指針」では、臨床研究の倫理審査委員会において一般市民の外部委員はそれまでメンバーの構成要件だったのが、倫理審査委員会の成立要件になりました。つまり、一般市民の委員が出席しないと、倫理審査委員会は成立しないのです。そうなると、一般市民の委員が一人しか就任していなければその人が欠席すると会議が開けないので、複数の就任が必要になります。二〇一八年四月施行の臨床研究法でも、認定臨床研究審査委員会が新たに設置されることになり、ここでも一般市民の委員が必要です。

二〇一五年から都道府県で策定が始まった地域医療構想も、策定段階から「住民の意見を聴く必要がある」とガイドラインに明記されました。さらには、各学会が作成している診療ガイドラインも、作成段階での市民参加が推奨され始めています。独立行政法人化している病院は外部評価委員が必要ですし、公的な病院では自主的に運営委員会を開催して、市民委員も公募するところが増えてきています。

私がCOMLで活動をするうえで、現在議論されている最先端の話題に常に、しかも横断的にかかわることができるのは有益で非常に恵まれた贅沢な立場だと思っています。しかし、それ以上に、委員として多くの経験をしている者として、今後ますます増えるであろう市民参加の要請に応えられる基盤づくりをするのも使命の一つではないかと感じてきました。

会議はある種の〝生き物〟ですから、たいていの開催時間である二時間は常に集中力が求められます。あらかじめ準備していた意見をどのタイミングで発言するか、場合によっては意見修正も必要です。またほかの委員の考えに対する意見を新たに述べたい場合には、そのつど挙手して発言もします。

とくに厚生労働省や文部科学省でおこなわれる会議は、ステークホルダーとして内容に応じてその道のエキスパートや各医療団体を代表する人々が各分野から出席しているわけです。居並ぶ専門家のなかで、患者・市民の立場で発言するのは、初めのうちは恐怖心を伴うこともありました。なぜかと言うと、大きな会議になると、関係者やマスメディアなど一〇〇名以上の傍聴者がひしめき、多数の射るような視線を感じることもあるからです。

慣れないうちは、「こんな意見は的外れではないだろうか」「私は十分理解できているんだろうか」「どのタイミングで発言すればいいのだろう」と常に不安が先行していました。また、検討会での物事の決まり方も最初はよく理解できていませんでした。それでも多くの会議は患者・市民の立場が私一人だけなので、必ず最低一回は発言することをみずからに課して出席を重ねてきました。

そのような経験を積むなかで、患者・市民の声が求められる風潮がますます強くなってきました。一方で、その候補者が少ないという声も耳にしていました。患者の立場というと、団体として多くの患者会があります。しかし、患者会の主な目的は、特定の疾患の互助であり、その疾患の患者にとって利益になることを求めることでもありますから、医薬品関係やがん対策などの委員に要請が集中するようです。

地域医療構想や医療計画、データベース関連など医療全般のことや、薬局、看護、歯科に関する会議には患者会が参加することはほとんどありません。それに、私自身数多くの会議に出席するなかで、COMLや私自身に利害関係がないからこそ、発言しやすいと感じることが多々あります。また、利害のない発言だから他の委員にも共感や同調をしてもらえると感じたことも少なくありませんでした。それだけに、偏りのない中立な立場を維持する努力も必要です。

ということは、ある程度医療の基本的な知識、課題、現状などを理解したうえで、特定の病気に特化することなく、あくまでも患者・市民の立場を逸脱せずに意見を述べるのだとすれば、一定の訓練が必要ではないか。辻本がその必要性を感じて、私に「医療で活躍するボランティア養成講座」の企画を命じたように、私自身もその必要性について身をもって痛感するようになったのです。

つまり、患者・市民を代表して意見を述べる一般委員とはどのような役割であるかを理解し、冷静かつ客観的な意見を述べるにはどうすればいいかの訓練という、つぎのステップが必要だと考えました。さらには、一般委員を務める人たちが集い、ときには研修を重ねたり、悩みを共有したりして、互いに意識を高められる場づくりも必要です。

アドバンスコース

そこで、「医療で活躍するボランティア養成講座」を基礎コースとし、それを修了した人を対象にアドバンスコースとして二〇一七年度から「医療関係会議の一般委員養成講座」を始めることにしました(年一回東京開催)。二〇〇九年に養成講座を始めたときは、委員になることも視野に入れていたとはいえ、それを前面に出すと参加するのにハードルが高いと感じる人もいるのではないかと懸念しました。そのため、「医療に参加する」という意味合いを強くするため「医療で活躍するボランティア養成講座」と名づけました。しかし、明確に一般委員養成の基礎コースと位置づけるなら名称を変える必要があると判断し、二〇一七年度からは「医療をささえる市民養成講座」と改称して、一年に四回(大阪一回、東京三回)開催しています。二〇一七年度を迎える段階で、基礎コースの修了者が三五〇名を超えていたというのも追い風となりました。

アドバンスコースの講座は一回三時間で全七回の開催です。基礎コースと異なり、全回参加が条件です。まずは一般委員の役割や委員会の種類などを知り、厚生労働省や文部科学省の実際の議事録を読んで、一般委員の果たしている役割や自分ならどのような発言をするかを考え、発表して話し合います。そして、三回目と四回目では、コミュニケーション教育の専門家で、ディベート教育の普及活動をしている立教大学経営学部教授の松本茂氏に外部講師として「会議で発言できる能力を養うことに力点を置いたディベートセミナー」を依頼しています。

そして、五回目までに厚生労働省を中心とした実際の検討会を二つ以上傍聴してきてもらい、傍聴報告会をおこないます。実際の会議を傍聴することで一般委員のイメージが具体化するとともに、「予定調和の会議ではなく、真剣に議論していることがわかった」「タイミングよく意見を言わないと、二度と発言する機会がめぐってこないことが実感できた」といった感想を持つようです。

六回目と七回目では「模擬検討会」をおこないます。講座の受講生のみの「模擬検討会」ではなく、専門委員役として医学系や看護系の大学教授、東京都医師会理事、研究者、専門職の研修センター元理事、事務局役として厚生労働省の技官にも協力を得て実施している臨場感のある模擬検討会です。

模擬検討会のときの発言は専門委員役や事務局役、ＣＯＭＬ関係者が採点し、それまでの講座での発言内容も加味して合格者を決めます。合格者は「ＣＯＭＬ委員バンク」に登録する資格が与えられるという仕組みです。現在は東京で講座を開催していますが、今後の夢としては全国各地のブロックごとにバンク化できること。バンク登録者が増えることが、医療を冷静にとらえられる、成熟した患者の増加につながると期待しています。

7章　患者を〝支え抜く〟ということ

——辻本好子のキーパーソンとして

COMLがNPO法人に

COMLが活動をスタートした当時は、市民グループというと団塊の世代の人たちが中心になっていることが多く、学生運動の名残りもあり、患者と医療者を対立軸に置いて活動するものだと当然のように決めつけている人もいました。そのため、患者側の団体からも「対立しなくて何が市民グループだ」「コミュニケーションを大切にする活動って、医療者との仲良しごっこではないか」と批判されたことがあります。

しかし、活動も一〇周年を迎えたあたりから、COMLの活動趣旨の理解者が増え、「対立していないから被害者の立場でなくても活動ができる」と参加する一般の人が出てきました。また、「患者の視点を採り入れて医療現場を変えたいので、手伝ってほしい」と医療関係者から模擬患者の派遣や病院探検隊の依頼も増えるようになっていきました。

そのようななか、二〇〇二年、COMLにとって大きな出来事が重なりました。まずは四月一日にNPO法人(特定非営利活動法人)になったということです。NPO法人はボランティア活動が脚光をあびた阪神・淡路大震災(一九九五年)を契機に、一九九八年に特定非営利活動促進法が施行されてできた法人です。ボランティア団体や市民グループに法人格を与えることによって、活動に信用性や継続性をもたらし、事務所の契約などもスムーズにできるようにという意図で法律ができました。

すでに約一〇年活動を継続していたCOMLは事務所契約もできていましたし、法人格を得る必要性にさほど迫られていませんでした。むしろ、役所に毎年提出する書類の煩わしさを考えると、「書類作成に時間を費やすより、もっと活動に力を入れたい」と思っていました。正直に言うと、それらの書類作成はおのずと私の仕事になることが見えていたので、私自身が前向きになれなかったという今だから明かせる本音があります。

しかし、団体としての信用性、活動の継続性を考えると、徐々にそうは言っていられなくなりました。特定非営利活動促進法の制定に尽力した人からは、「COMLを視野に入れて医療の分野も対象に組み入れたのに、なぜNPO法人化しないのか」と言われていたこともあります。

ただ、それ以上に気になっていたのは、銀行口座一つをとっても個人名義だったので、個人に何かあったときは、団体として継続できなくなるということです。そこで一〇周年が過ぎた二〇〇〇年ごろからＮＰＯ法人化の検討を始め、二〇〇一年に申請をしました。そしてめざした通り、二〇〇二年四月一日に認証を受けることができたのです。

二つの試練

ところが、そこにいきなり訪れたのが二つの試練でした。

まず、辻本好子が乳がんと診断されました。一月ごろに「胸にしこりがある」と言うので、「すぐに受診を」と勧めたのですが、本人は「いや、もう少し様子をみる」と応じません。強がっているようでも、もしかしたら、病気が見つかることへの漠然とした恐怖があったのかもしれません。その後も何度か受診をうながしましたが、言えば言うほど頑なになるので、心配を押し殺して我慢することにしました。

しかし、本人もこれではいけないと思っていたのでしょう。三月に別のことでかかっていた皮膚科の女性医師が話しやすかったことから、思い切って症状を打ち明けたところ、触診を受けたそうです。すると、「すぐに乳腺外科で検査を受けてください」と言われ、本人もようやく決心しました。そして、四月八日に診断がついて、手術日が決まりました。翌日は京都の病院への探検隊だったのですが、仲間のいる前では二人とも何事もなかったかのように装っていました。しかし、二人きりになる行き帰りの道中はかなり切迫した雰囲気でいろいろと相談したことを覚えています。

それに輪をかけたのが、四月一三日に届いた初代理事として名を連ねていた井上平三氏の訃《ふ》報《ほう》でした。井上氏は朝日新聞の記者だったのですが、「じつは私は大腸がんの患者で、患者としてCOMLにかかわりたい」と、さまざまなCOMLの活動に参加していました。

ところが、大腸がんの肺転移が見つかり、それを切除したものの、がんの進行は止められず、五七歳という若さで帰らぬ人となってしまいました。「お役所寄りは嫌だけれど、これからの時代、やはりNPO法人にしておいたほうがいいよ」と法人化への後押しをしてくれた人でもあっただけに、とても大きな存在を失い、「NPO法人としての船出がいきなり暗礁に乗りあげてしまった」とかなりの悲壮感が私を襲ったのです。

一方、辻本の手術は乳房温存術だったのですが、センチネルリンパ節生検（がん細胞が最初にたどり着くリンパ節を「センチネルリンパ節」といい、手術中にそれを特定して、転移があるかを調べること）で腋窩《えきか》リンパ節に転移が見つかり、リンパ節の郭清《かくせい》もおこなわれました。乳房温存術だと放射線治療がセットで実施されるのですが、腋窩リンパ節への転移が見つかったために抗がん剤治療も受けることになりました。

じつは、辻本は生前、「私はちっとも賢い患者じゃなかった」とこぼしたことがありました。みずから「賢い患者になりましょう」の旗を振ってきたのに、予防や早期発見ができなかったことを反省しての言葉だったと思います。

「患者の権利」という言葉もなじみがなかった時代にCOMLを立ちあげ、さまざまな新しい発案で活動を展開してきた辻本について、多くの人は「強い女性」「猪突猛進《ちょとつもうしん》の人」というイメージを持たれていたようです。ただ、凛《りん》としながらも、物腰の柔らかさと、常に笑みを絶やさず人との関係性を大切に紡ぐ姿勢が、多くの人を惹《ひ》きつけてきた魅力だったと思います。私もその魅力に惹かれた一人ではあります。ただ、二人三脚で歩むなかで、どんなことも徹底的に話し合い、お互い妥協せず、本音でぶつかってきました。その結果、辻本は私に、誰にも見せなかった〝マイナス〟の部分も出すようになっていました。そのため、病気をしてからの辻本の言動は、それまでを知る人から見ると「あの辻本さんが？」と疑問をおぼえる部分もあるのではないかと思います。私自身も、何度も戸惑った場面がありました。

しかし、辻本好子という一人の人間として病に向き合い、人間らしい感情の〝揺れ〟も私にはぶつけながら、最期の最期まで生きる希望を抱いて生き抜きました。その辻本を支えるなかで、「私だったらこうしてほしい」とがん経験者として思ったことを提案した際、いくつかは「とんでもない」と逆鱗《げきりん》に触れたこともありました。

患者経験をしていても、価値観は同じではない。いかに人は一人ひとり異なる存在かということを改めて実感するとともに、支え抜こうという決意を固めていきました。

しかし、それはたやすいことではなく、大切な人を支えるとはどういうことかを常に突きつけられ、考えさせられ、苦悶し続けました。そのなかから見えてきたことも大きいだけに、この本ではページを割いて書き留めることにしました。

がん患者をサポートする日々

辻本好子より一二年前に、私が卵巣がん患者として治療を受けてきたのはこれまでにも書いた通りですが、身近な人間ががんを発症し、そのサポートをする立場になったのは初めてでした。

辻本は離婚していたので配偶者はいませんが、成人している息子が二人います。しかし二人とも当時は他県に在住していたこともあり、私はキーパーソン（患者の関係者のなかで、意思決定や問題解決に大きく関与する人物）としてすべての説明をいっしょに受け、入院中は洗濯など身の回りのサポートもしました。

とくに本人が望んだのは、朝は美味《おい》しいコーヒーを飲みながら新聞を読みたいということ。そこで、毎朝豆から挽いたコーヒーを美味しい水で立てて届け、夕方はコーヒーを飲みほした水筒の回収とともに洗濯物を受け取り、仕事の打ち合わせをして帰り、洗濯、アイロンがけをするというのが入院期間中の私の日課となりました。

辻本は腋窩リンパ節の転移が結構ショックだったようで、医師から受けた説明の内容も私の受けとめ方と食い違う面があったり、抗がん剤治療を始める前はナーバスになったりしました。ただ、そのころすでに私は辻本がマイナス感情を出せる唯一の人間であるという事実が確立していたので、ともかくすべてを受けとめて支えようと決めていました。

東京まで行ってしまった……

なかでも忘れられない思い出は、二〇〇二年六月、初回の抗がん剤治療の翌日の出来事です。そもそも、抗がん剤治療を受けた日、「今、帰宅したの」という電話を受けて私が一番に思ったのは「隔世《かくせい》の感あり」でした。私の抗がん剤治療中には一週間ベッド上の人となり、言葉を発するだけで嘔吐を誘発するので、会話をすること自体考えられませんでした。それが強力な制吐剤《せいとざい》ができたことで外来で化学療法を受け、帰宅していつも通り電話連絡ができるのです。頭で理解していた医療の進化を実感し、「時代は変わった。夢のようだ」と思いました。

さらに辻本は「こんなに楽だったら、明日は予定通り薬学部の講義に行く」と言い出しました。ほんとうは初回の治療後ぐらい仕事を休んで様子をみてほしいというのが私の本音でしたが、大切にしている仕事に穴をあけたくなかったのでしょう。私は本人の意思を徹底的に支える覚悟だったので、言葉を飲み込みました。「講義に行くなら付き添いたい」と言っても、「とんでもない。一人で行けるわよ」と却下されるのは目に見えていました。しかしやはり心配だったので、翌朝七時過ぎに辻本に電話を入れて状態を確認しました。講義は名古屋にある大学だったので、八時ごろには自宅を出発しないといけなかったからです。

すると、「いま何時〜?」と寝ぼけたような返事が返ってきました。しかも何やら呂律《ろれつ》が回っていません。これから準備するというので、そのときはすぐに電話を切りました。しばらくして再度電話をかけると「あちこちにぶつかるの……」と、いつもと明らかに声音《こわね》も様子も異なっているのです。

断片的に話す内容から、明け方まで眠れなくて睡眠導入剤を三時か四時に飲んでいて、そのため、薬がどうやら抜け切っていないのだとわかりました。そこで「今日は講義に行くのをやめましょう」と提案したら、「いや、行く!」と断言します。「じゃ、せめて新大阪まではタクシーで」と約束してもらって、自宅に駆けつけ阻止することは我慢しました。

切符の手配などはすべて私がしていたので、どの席に座っていて、何時に名古屋に着くかは把握しています。名古屋駅からさらに移動して大学に到着する時刻を見計らい、そろそろ電話を入れてみようと思っていたところに辻本から私の携帯に電話がかかってきました。

「やっちゃった……」。これまでの経験から、その一言は車中で眠ってしまい、名古屋駅で降り損ねたことを表しているのだとすぐに察しがつきました。そして、まだ呂律が回っていないこともわかりました。さらに「気分が悪いの……」と言います。そこで「大学にお詫びして休講にしてもらうので、折り返し電話をするまでそのまま車中で休んでいてください」と伝え、すぐに大学に連絡しました。

そして、事務所のスタッフに辻本の乗車している号車と座席を伝え、新幹線車中に電話をして保護してもらうように指示して、事務所を飛び出しました。今ではもうありませんが、当時は名古屋を出ると東京までノンストップという新幹線があり、それに乗車していたのです。私は迷わず新大阪駅に向かって移動を始め、切符を購入して東京行きの新幹線に飛び乗りました。

新幹線に乗ってからは何度も辻本の携帯に電話をかけるのですが、なかなか出ません。車中で嘔吐していたら……、朦朧《もうろう》として吐物を喉に詰まらせていたら……と気が気ではありませんでした。

ようやく京都駅に着いたころ、辻本が電話に出ました。「それが私の一番嫌なことだって、あなた知っているでしょっ!!」と怒鳴られることを覚悟のうえで、「緊急事態だから、迎えに行くために今、新幹線で東京へ向かっています。今回は言うことを聞いてくださいね」と一気に言ったら、意外にも「はい」というしおらしい返事が返ってきました。さすがに不安だったのだと思います。

辻本が乗った新幹線に連絡を入れたスタッフによると、取っていた指定席に本人が座っていなかったので、車掌はすべての座席の「それらしい人」を探してくれたそうです。私が京都駅付近で辻本と連絡がとれたのと相前後して、スタッフから「辻本好子保護」の連絡が入りました。そして、通常なら東京駅到着とともに救急搬送するところ、私が迎えに向かっていると聞いて、救護所で預かってもらえることになったのです。

辻本と連絡がついてから東京駅までの新幹線車中では、車窓を見ることもなく、本を読む気にもなれず、ただただ前方を向いて焦る気持ちで一心に何かを考えていました。いえ、考えていたというより、心配で張り裂けそうな気持ちを充満させたまま、早く東京に着くことだけを願っていたというのが正しいかもしれません。

時折車両の前方に目をやるとニュースが流れているのですが、なぜか私が見るたびに歌手の村田英雄さんの訃報で、それが胸をザワつかせる要因にもなっていました。

支える覚悟

東京駅に着くと、保護されている救護所に全速力で駆けつけました。受付でお礼を言って本人の所在をたずねたところ、「そちらで休んでおられますが、車中に忘れ物をされたんです。明日以降一週間以内なら代理の方でも東京駅で受け取っていただけますが、今日だと品川の大井車両基地まで取りに行っていただく必要があります」と言われたので、本人に確認することにしました。

私が東京駅に着いたのは一四時ごろ。さすがにもう辻本はすっかり〝正気〟に戻っていると思っていたので、これまでの経験で迎えに来たことを叱られるだろうなと覚悟はしていました。「自分で帰れるのに」「大袈裟に騒がないでほしい」と……。

しかし、休んでいるというベッドのカーテンを静かに開けて声をかけると、私を見た辻本が心底ホッとした表情を浮かべました。それを見た私も、「迎えに来た判断は間違っていなかった」と心から感じたほど、安心を見せた表情でした。

そして辻本は小さな声で「ここから早く出たいの」と言います。その言葉を聞いて愕然《がくぜん》としました。まだまったく呂律が回っていないのです。それでも忘れ物のことを確認すると、主治医から渡されている乳がん手帳一式だそうで、「今日、あなたが取りに行って」と言ってきません。そこで、どこかで休んでいる間に取りに行こうと考えて、ともかく救護所を出ることにしました。

身繕いをした辻本は、出るときに救護所のスタッフに向かって「私の自己管理の至らなさからご迷惑をおかけして申し訳ありません」と深々と頭を下げました。いつもと異なる声音、呂律の回らない言い回しに、思わず「いつもはこんな声じゃないんです。話し方だって違うんです!!」と叫びたくなる衝動をこらえるのが大変でした。

どこかのホテルで休むことを提案した私を制して、「この地下にカフェがあるから、そこで待ってる」と主張します。仕方がないので、そのカフェに行き、本人はお腹が空いたというのでサンドウィッチと温かい飲み物を頼んだところ、私の目の前で何の躊躇《ちゅうちょ》もなくほぼ全部を食べました。一方の私は、本人と会うまでの心配で胃がよじれたようになっていて、とても食べ物が喉を通る状態ではありませんでした。

食事が一段落し、店員に事情を話して〝監視〟しておいてもらうことにし、私は忘れ物を取りに行くため急いでカフェを飛び出しました。品川まで電車で移動し、そこからはタクシーに乗って大井車両基地に向かい、忘れ物は無事戻ってきました。

初夏というのにしきりに「寒い」と連発していたのでストールを買い求め、辻本の待つカフエに戻りました。すると本人は私があらかじめ借りておいた膝掛けを頭からすっぽり被ってこんこんと眠り、周りのカップルの客が訝《いぶか》しげに見ていました。

そして、しばし辻本の体調が整うのを待って、今度は二人で再び新幹線に乗り込んで大阪への帰途についたのです。しばらく眠っていましたが浜松を過ぎたころには起きて、話す声に生気が戻り、呂律も不完全ながら回るようになってきたことに安堵する思いで、自宅まで送り届けました。

その三日後、仕事の打ち合わせを兼ねて辻本の自宅を訪ねると、「私、抗がん剤治療を受けて以来、何も食べてないの。やっぱり吐き気があって食べる気にならない」と言います。どうやらカフェでペロリとサンドウィッチを平らげたことは記憶していない様子。それどころか、その日の記憶は一切ないとわかりました。抗がん剤を分解するのに肝臓は精一杯で、睡眠導入剤の代謝にまで至らず長時間薬の影響が残ったのだと思います。

この日以来、何があっても支える覚悟がさらに定まりました。そして、患者は自分がなるほうが楽、支えるほうが大変だと痛感したのでした。

二つ目のがんが発症

二〇一〇年五月、ＣＯＭＬは二〇周年を迎え、総会のあと、二〇周年記念パーティを開きました。その席で「つぎは三〇周年に向けて頑張ろう‼」と仲間たちと誓い合ったのです。

ところが、その直後でした。「最近、胃の痛みで朝、目が覚めるのよ」と辻本が言い出しました。それまでにも、何度も胃の不調を訴えていたので、私は何度か胃カメラ検査を受けるように勧めてきましたが、それにはなかなか応じようとしませんでした。しかし、このときばかりは検査を受けるよう強く説得しました。さすがに辻本も尋常の痛みではなかったのか、「鼻から入れる胃カメラなら……」と応じてくれました。

そこで鼻からの胃カメラを実施している、辻本と私の共通の知り合いの医師に連絡して検査をしてもらうことにしました。その結果、胃潰瘍《いかいよう》が見つかったのです。その医師から私に「心配するといけないから本人にはそこまで言っていないけれど、かなり深い潰瘍だったから、出血には気をつけたほうがいい」と連絡がありました。私が気をつけられるような問題ではないと思いながらも、かすかな不安が胸をよぎりました。

その数日後、事務所で私が来客に対応をしているときに、検査をした医師から私宛てに電話がかかってきました。スタッフが「山口は来客対応中なので、辻本ならいますが」と言うと、「いや、山口さんに用事なので、来客が終わったらすぐに電話をかけてもらって」と強い口調だったそうです。いつもと異なる様子に、スタッフも「何やら急用のようです」と戸惑っていました。

伝言を聞いた私はすぐに電話をかけました。すると「この間の辻本さんの胃カメラ検査で生検したすべての組織からがんが見つかった」と、判明した事実の説明が一気に始まりました。あまりに勢いよく話されたので、なかなか遮《さえぎ》ることができず、話が一段落した段階で「ちょっと待ってください。これ以上、私が先に聴くわけにはいきません」と伝えました。その私の言葉に、そばにいた辻本の表情がギクッと変化するのがわかりました。「申し訳ありませんが、今私に話してくださった内容を辻本本人に直接伝えてください」とお願いし、辻本に「先日の胃カメラの生検の結果、胃がんが見つかったそうです」と伝えて電話を替わりました。

その後、治療を受ける病院を選び、受診することになりました。すぐに乳がんでお世話になった病院と二人で決め、私は外科部長と仕事でメールのやりとりをしていたこともあり、これまでの経過と電話で聞いた生検の結果、今後受診したいので紹介状と胃カメラ検査の結果を持っていく旨、メールに認《したた》めました。

ただ、メールの内容は私の独断で送るわけにはいかないので、作成した段階で本人に見せて内容に間違いないか確認をしました。すると「ここまでひどいの……？」と絶句。どうやら電話を替わったあと、私よりソフトな説明を受けていたようです。胃がんの〝告知〟のみならず、病状まで突きつける結果となってしまいました。

さらに、胃カメラ検査をした医師から紹介状と病理診断報告書が送られてきて、「厳封《げんぷう》していないから、病理診断報告書の内容を確認してから封をして病院に持って行くように」とメモ書きの指示がありました。忙しいときだったので、とりあえず病理診断報告書をコピーだけして紹介状とともに厳封したあと、病院に持参し、夜になってから内容を確認しました。

すると、生検で採取した組織を病理検査した結果、印環細胞《いんかんさいぼう》がんというかなり悪性度の高いがんだと記されていたのです。そのとき、辻本は東京に数泊の出張中でした。出張先にこのようなことを伝えたら、眠れない夜を過ごすことになるだろうと考え、大阪に戻ってくる日の朝、「直接会って話したいことがあるので、大阪に戻ってきたら時間を取ってほしい」とメールを送りました。しかし、なかなか返信がありません。おそらく、悪い話だと察しがついたのでしょう。ずいぶん経ってから、「会って話を聴く気になれない。何の内容かメールで知らせてほしい」と返事が届きました。仕方なく「病理診断の内容」と伝えると、「専門用語の英語の部分に翻訳を書き入れて、病理診断報告書のコピーをＦＡＸで自宅に送っておいて」とメールが返ってきました。

おそらく、結果を見てうろたえたり、動揺したりする姿を見せたくなかったのでしょう。でも私にすれば、何のいたわりの言葉もかけられず、フォローもできないなか、ＦＡＸで淡々と事実を突きつけることはつらい作業でした。

きっと日本語に翻訳した「印環細胞がん」をインターネットで調べるだろう。そうすれば、臨床医によってはスキルス胃がんより性質《たち》が悪い場合があると受けとめられているという情報に行き着くだろう。それをどんな思いで読むのか——そう考えただけで、胸が張り裂けるようでした。

しかし、ＣＯＭＬで大切にしてきた「患者本人の想いを何よりも大切にしたい」という考え、さらには乳がんの経験を通して、ともかくサポーターとして私は辻本の意思を尊重し、徹底的に支え抜くと決めたことが常に念頭にありました。それだけに、「いま誰よりもつらいのは辻本なんだ。私のつらさは我慢して、支えなきゃ」。その一念で向き合おうと改めて決意したのでした。

説明をいっしょに聴いたのに……

病院では、染色するなどより詳しい胃カメラ検査とともに、手術を前提にしてさまざまな検査がおこなわれました。乳がんのときと同様、その結果説明も私がキーパーソンとして二人でいっしょに聴きました。そして、手術日が決まり、数日前から入院して、手術の前日に最終的な術前の説明がありました。

説明は一時間ほどかけての専門的で、詳しい内容でした。印環細胞がんという未分化がん(がん細胞の増殖が速く、悪性度が高い)なので、リンパ節への転移は免れないだろう。ただ、手術前の造影剤を用いたCT検査では明らかな腹膜転移はなかった。しかし、手術中に腹腔内を洗浄した際の液をあとで調べるとがん細胞が浮遊しているかもしれないし、もう少し進んでいれば造影CTにはうつらない小さな結節状の転移はあるかもしれないと言われ、私は自分の顔に緊張が走るのを感じました。

辻本は横で冷静に説明を受け、ときに質問をしていました。私は翌日の手術の時間を利用して辻本の二人の息子に術前説明の内容を伝えようと思っていたので、説明の内容をかなり詳しくメモしていました。そして、その日の夜、インターネットで胃の図を引用し、部位やステージの考え方も含め、A4判の用紙三枚に説明内容をまとめました。

翌朝、病室に着いた私が辻本に術前説明を文章にまとめてきたと伝えると、「私にも一部ちょうだい」と言うので渡しました。いっしょに受けた説明ですから、何を読まれても共有している内容です。

ところが、じっと文章を読んでいた辻本が「こんな説明あったっけ?」「この内容はこんなふうに理解していなかった」と言い出したのです。どうやら私が受けとめているより楽観的な理解をしているようでした。

それが証拠に、「手術当日の朝だというのに、なぜ私がこんなに落ち着いて穏やかに迎えられたかというとね、腹膜転移がないとわかったからなのよ」と言います。「いや、それは造影CT上だけのことで、がん細胞の浮遊や、結節状の腹膜転移は手術をしてみないとわからない」と思いましたが、まだ転移と決まったわけではないし、せっかく穏やかな気持ちなのだからそれを逆撫《さかな》でするのも……と思って、かろうじて言葉を飲み込みました。

そうこうしているうちに、辻本の息子たちが病室にやってきて、手術までの時間をにぎやかに過ごしました。

予想もしなかった厳しい現実

手術が終わったという知らせのあと、しばらく経って「術後の説明がありますので、こちらにどうぞ」と案内され、手術室のそばにある説明のための部屋に通されました。部屋のなかで座って待っていた執刀医である部長の表情を見た瞬間、「予想以上に悪い結果だったんだ」と覚悟しました。それほど厳しい表情で迎えられたのです。

まず私から二人の息子を紹介し、私たちが椅子に腰かけた途端、部長は「厳しいなぁ……」と押し殺すように言葉を発しました。私がどれだけ冷静に聴ける状態なのかを確認しようとしているのか、そこで言葉を切ったまま、つぎの言葉が続きません。そこで私から「腹膜転移があったのですか？　結節状の転移ですか？」とたずねたところ、冷静であることを理解したのか、一気に説明が始まりました。

手術は、当初の予定通り胃の三分の一弱を残して切除し、N1レベルのリンパ節（術式で決められている範囲）も切除した。造影CTでは認められなかった腹膜への転移が残念ながらあり、結節状の転移が直腸付近まで連続的に見られた。

腸間膜《ちょうかんまく》にあった転移はすぐに腸に影響を与えそうだったので切除したが、それ以外は切除することに意味がないので、そのままにしてある。

直腸近くの腹膜にも転移があるため、がんが進んで直腸に影響を及ぼすと便が詰まって出なくなる可能性がある。その場合の対処方法として、人工肛門も考えられる。それ以外の腸に影響が及んでも、腸閉塞《ちょうへいそく》が懸念される。

また、術前に説明したように、腹水が溜まる可能性もある。胃の幽門部《ゆうもんぶ》付近のリンパ節にも転移が見られ、そこから再び胃に入り込んでいるがんもあった。印環細胞がんが、一部スキルス化している疑いもある。腹膜転移があった段階で、ステージはⅣとなってしまった。

ショックのなかで

このような説明に加え、今後どのような治療が考えられるかの説明を受けました。そしてその説明の最後に、いきなり「残り一年と思っておいてほしい」と切り出されました。私は術後に余命の話が出るほどの状態だとはさすがに考えていなかったので、かなりのショックを受けました。二人の息子は一年というのが余命の話だと、そのときはわからなかったほどです。

私は自分のがん体験ではショックを受けるということがなかったので、初めて、ショックを受けるとこういう状態になるのかという経験をしました。喉が巾着袋《きんちゃくぶくろ》を締めたような状態になり、その後数時間は水すら通らなかったのです。

それでもかろうじて私は「このあと、最初に辻本に会われるのはいつですか？」と部長に聞いたところ、「明朝早く」という返事でした。「そうすると、今夜回復室から病室に戻ってきたときに、辻本は腹膜転移の有無を聞いてくると思います。私から伝えることになってもよろしいですか？」と聞くと了承してもらえました。そのため、腹膜転移があったことについては、覚悟を決めて直接私から伝えました。

少し経って辻本から聞いたことですが、手術後、回復室にいる辻本のもとに、私たちへの説明を終えた部長がやってきて、とても優しい表情で「よく頑張ったね。手術は予定通りにおこなったよ。ただ、予定通りでなかったこともあるので、またゆっくり話そう」と言われたのだそうです。こうして、腹膜転移の事実を私から告げられるにあたって心の準備をさせておいてくれたのだと確信し、感謝の念を抱きました。

手術翌朝、部長が術後、辻本と会う場に私も同席したいと希望し、七時ごろに病室に行きました。するとしばらくして、辻本の担当である部長と後期研修医がそろって病室に入ってきました。

ともかく人との関係づくりを大切にする辻本は、いつも人と相対するときに笑顔を絶やしたことがありません。そのときも手術翌日にもかかわらず、穏やかな笑みをたたえて、入ってきた医師たちに「昨日は大変お世話になり、ありがとうございました」とお礼を述べるところから会話が始まりました。

しばらく和やかな会話が続いたあと、突然辻本が笑顔のまま「ところで、私はあとどれぐらいですか？」と切り出しました。そのような話をニコニコしながら言われた部長はさすがに戸惑ったのか、「えっ？　何の話？」と聞き返しました。

「腹膜に転移があったということは、もうゴールが決まっているわけですよね？　あと半年ぐらいですか？　それとも、もっと短いんでしょうか？」。さすがに手術翌日に余命一年と伝えるのは酷だと思われたのか、「いやぁ、そればっかりは今の段階では何とも言えないよ。長くなるかもしれないし、短くなるかもしれないし……」。

その言葉に辻本は「伝えてもらえない」と悟ったのだと思います。みずから話を別の方向に変えて「私が山口と出逢ったのは、ＣＯＭＬがスタートして一年のときで……」と、なぜ私がキーパーソンなのかという説明を始めました。そして、しばらくして医師たちは病室を出て行きました。

現実を受けとめるために頼まれた文章

と、途端に辻本から笑顔が消えました。そして「あなた聞いているんでしょ？　全部話して」と詰め寄られたのです。まさかその場で言うことになるとは思っていなかった私は、非常に戸惑いました。しかし、もはやごまかしたり、嘘をついたりすることは許される関係性ではありません。つらさを抑えて、部長から聞かされた余命を伝えました。

ところがそれだけでは終わりませんでした。「あなたの受けた説明内容を文章にしてきて。ともかくできるだけ早く！」と言うのです。正直言って、そのときは何ということを頼む人なんだろうと思いました。言葉でなら多少和らげたり、曖昧《あいまい》に表現したりすることもできます。しかし、文章化するということは曖昧の入る余地がないのです。

さらに、当時ＣＯＭＬのスタッフ歴が二〇年になっていた私は、ある程度専門的な内容を説明されても理解できる状況にありました。それだけに、「ここはよく理解できなかった」と言葉を濁《にご》すこともできないわけです。

その日、事務所で仕事を終えた夜、一人になってからパソコンに向かって涙をポロポロこぼしながら、術後の説明を文章にまとめました。おそらく、生涯で最も客観的で最もつらい文章を作成したと思っています。

術後の説明を文章にすることを頼まれたのには、私が術前の説明を文章化したことも大きく影響していたようです。後日「あなたに頼めば手術前の説明と同じように、客観的な文章にしてくれると思った。じつはとても受けとめることのできない現実だったので、その客観的な文章を何度も読み返すことで自分に起きている事実を受けとめようと思った」と聞かされました。

伝えたい医療者を選ぶ

翌朝、術後の説明を文章化したものを病室に届けました。それを何度読み返したのかは確認していません。しかし、ずいぶんあとになってから、一つのエピソードを聞かされました。

辻本好子が入院していた病棟では、痛み止めを持続して投与するために入れてあった硬膜外《こうまくがい》カテーテルを術後五日目に抜くことになっていました。予定通り抜いたら、辻本は患部の痛みが強くなったそうです。私の経験では術後五日目はさほど痛みを感じないはずですが、個人差もあるし、精神的なものからくる痛みだったのかもしれません。夜中二時ごろに我慢ができなくなり、「痛みが出れば頓服《とんぷく》で鎮痛剤を出せるようになっている」と聞いていたので、ナースコールで鎮痛剤を希望しました。

その薬を持って病室を訪れた看護師の顔を見た瞬間、辻本は「この人に今の私のこのつらい気持ちを聴いてもらいたい」という気持ちが抑えきれなくなったそうです。そこで「お忙しいと思うけれど、一〇分だけ私に時間をもらえませんか？　ここに座って、これ読んでくださる？　私に起きている現実なの」と私が文章化した術後の説明文を渡しました。

緊張した面持ちで椅子に腰かけた看護師が、渡された文章に二度ほど目を通したかと思うと、みるみるうちに、大粒の涙をポロポロこぼしながら、「こんな大切なもの、読ませていただいたのに、私には辻本さんにして差しあげることが何一つないのです。私は三一歳になるのですが、一年目の看護師なんです。力不足で申し訳ありません」と謝り始めたそうです。

しかし、辻本は彼女の涙を見て、初めて自分も泣いていいんだと思い、「あなたに何かしてもらいたいわけじゃないのよ。あなただから聴いてほしいの」と言ったところまで記憶していたそうですが、それから何を言ったのか覚えていないぐらい涙を流しながら思いの丈をすべて吐き出したと聞きました。そうすることで、冷静になるための階段を一段上ることができたと語ってくれました。

おそらく、その段階で私に思いの丈を吐き出していれば、もう自分の足では立てなくなってしまうと思って、私には弱さを見せられなかったのでしょう。

なぜその看護師なのかを聞いたところ、「私にとって一年目とか五年目とか、そんなことはどうでもよかった。昼間の働きぶりを見ていて、なんて心のこもった看護をする人なんだろうと心に留まっていたので、顔を見た途端に気持ちが抑えきれなくなったんだと思う」と言っていました。やはり、患者は伝えたい医療者を選んでいるんだと、そのエピソードを聴いて確信しました。

ただ、まさか患者本人が術後の説明を文章化してほしいと頼むと思わないからか、しばらくは、看護師の間で私が率先して文章化して本人に突きつけたと誤解されていたようです。ひょんなことから本人の希望で書いたことを看護師に話す機会があり、驚いたような表情をしていました。それ以来、私への看護師たちの視線が変化して温かくなり、あの刺すような視線はこの誤解のためだったのかと初めて気づいたのでした。

気持ちを受けとめる

辻本好子が胃がんの手術を終えて退院したのは二〇一〇年の夏真っ盛り。胃を三分の二も摘出すると、低血糖、めまい、脱力感、息苦しさといった食事中や食後に生じるダンピング症候群に気をつけながら食事を摂る工夫が必要になります。これは、胃を切除しているため食物を胃に溜めておくことができず、急に小腸に流入することで起きる症状なのです。暑いさなかということもあって、退院後一ヵ月は自宅療養をし、徐々に仕事に復帰していくことにしました。

ところがそのころからです、本人の気持ちに激しい揺れが生じ始めました。ともかく余命一年が重く気持ちにのしかかり、すべてを聴いたことへの後悔の念も出てきました。そしてそれらの感情は怒りとなって、唯一マイナス感情を出せる私へと向けられるようになったのです。

あまりにも激しい感情の発露に、私は正直苦しみました。「病気が言わせている」と一生懸命みずからに言い聞かせても、辻本の自宅へ向かう足取りが重くなっていることを自分でも感じていました。

それらの感情を受けとめるなかで、冷静に辻本の気持ちを感じ取ってもいました。

当時五歳だった、たった一人の孫の成長をもっと見ていたいのに叶《かな》えられないというプライベートでの悔しさ。一方、仕事で言えば、まだまだCOMLでやりたいことは山ほどあるのに、それが絶たれてしまう現実が受け入れられない。また、みずから築いたCOMLは継続、発展させてほしい。それを託すのは山口育子しかいない。しかし、山口が自分の死後にやることは、本来私がやりたいこと——そういうどうしようもない複雑な感情が背景にあったのだと思います。

それが痛いほど伝わり、理解できるだけに、どれだけ激しい感情をぶつけられても、逃げるわけにも、感情的に返すわけにもいきませんでした。

亡くなって二年ほど経ってから、「あれだけ人に嫌な面を出さない辻本が、あそこまでマイナス感情をぶつけてきたということは、とことん私のことを信頼していたからだ」と改めてそこまで信頼してもらえたことを幸せだと思いましたが、当時は「耐え忍んでいた」というのが正直な気持ちでした。

患者としての選択

その後、つぎに大きく辻本好子の気持ちが揺れたのは、一一月に入って腹膜に転移したがんが暴れ出したときです。一部の転移巣《てんいそう》が増殖し、尿管を圧迫して、尿が腎臓から膀胱に下りて行かなくなり、水腎症《すいじんしょう》になったのです。激しい背部痛で救急外来に駆け込み、入院して二六センチのステントという金属の管を尿管に入れる処置を受けました。それは、辻本が実感を持って腹膜転移していることを突きつけられた出来事だったのです。

混乱した辻本は病室で「私はこの病院で一度も亡くなった人を見ていない。急性期病院だから、最期までお世話になることは無理だと思う。だとすればどこで亡くなるか準備を始めなければ」とおろおろして、私に迫りました。

そのことを病棟の看護師長に話したところ、「外科病棟は部長の方針で最期まで診させていただきます」（当時）という情報が得られました。その言葉に辻本はとても安堵し、「私は緩和ケア病棟へは行かない。最期までここでお世話になることにする」と言い出しました。

その理由として、新たな病院でイチから人間関係を構築するエネルギーがもう自分にはない。何よりも、これまで丁寧に紡いできた病棟のスタッフとの関係を断ち切りたくない。また、その病院にはがんサポートチームがあって、担当医以外にも腫瘍内科医や薬剤師からの細やかなアドバイスや対応がありとても信頼していたことと、緩和ケア病棟と同様の医療が受けられていたことも大きかったと思います。

さらに、辻本は最期まで抗がん剤治療を続けることを選択しました。というのも、二〇一一年二月ごろから腹水が溜まるようになったのですが、それは決まって休薬期間なのです。三週間連続で抗がん剤治療をし、つぎの一週間の休薬期間になると必ずと言っていいほど腹水が溜まってきます。「やはり抗がん剤が効いている。それなら生きる希望を継続したい」と積極的な治療を望みました。

この選択には、辻本を知る多くの関係者はあとから聞いて驚かれたようです。「もう助からない状況になれば、積極的な抗がん剤治療は拒否すると思った」と何人もから言われました。

しかし、この決断をしたのにはきっかけがありました。以前から親交のあった東京都立駒込病院の名誉院長、佐々木常雄氏が、辻本が胃がんと知って『がんを生きる』(講談社現代新書)という著書を贈ってくださったのです。佐々木氏は、腫瘍内科医で二〇〇〇名以上のがん患者を見送ってきた医師です。がんの病名告知がなされていなかった時代から、すべて伝える時代まで経験したうえで書かれた本でした。

その本のなかには「すべてを告げる時代、患者さんの心はだいじょうぶか。そう簡単に死の受容はできないのだ。しかし『あの患者は死を受容している』ことにホッとする医療者がいる。それは暗に患者に死の受容を強要していることにならないか。『ホスピスへ来るなら治療を諦めさせよ』というのも、生きることを諦めろと強要しているのではないか。患者は生きたいのだ。最近は『がんばらない』の大合唱だが、がんばりたい人は、がんばってもいいいじゃないか」というメッセージがちりばめられていました。それを読んだ辻本は、「私はがんばりたい。私は最期まで治療を受けて、望みを捨てたくない」という勇気を得たのでした。

二〇一一年三月半ば、溜まった腹水を抜くために入院したまま、嘔吐や倦怠感が治まらず、入院は五月の連休明けまで続きました。その間の四月に、仕事への復帰は断念しました。そして、最期まで自分らしく生きるための模索を始めました。

まず、ともかく退院して自宅にもどることができたら、少しでも長く自分の城で過ごせるように病院と在宅医療、介護サービスを切れ目なく利用することを希望しました。私は介護保険の申請をするとともに、訪問診療をしてくれる医師を探し、引き受けてくれた在宅医のもとにまずは私が訪ねて、一時間半ほどかけてこれまでの病状や本人の性格、考え、家族などのサポート体制について説明をしました。在宅医から合同カンファレンスの提案があり、病院の理解もあって実現しました。

退院の目処《めど》がつき始めたころ、辻本の病室に関係者が集まりました。在宅医療側からは在宅医、そのクリニックの看護師、訪問看護ステーションの看護師、ケアマネジャーの四人。病院側は病棟主治医、腫瘍内科医、病棟看護師長、医療ソーシャルワーカーの四人。そして患者側は本人、二人の息子、私の四人。総勢一二人が病室に顔をそろえて合同カンファレンスをおこなったことによって、その後の連携がうまくいったのでした。

支える側も病気に

いよいよ辻本好子の状況が厳しくなり始めた二〇一一年三月、じつは思いも寄らない出来事が起きました。取り除く機会を逸して残っていた私の右卵巣に、なんと一九九〇年のときとは異なる原発の卵巣がんが見つかってしまったのです。

前年の一二月には何の異常もなかったのに、内診室に設置されているモニターに映ったエコー検査の白いカゲを見て、「えっ？　これ何ですか？」と思わず言ったら、「なぁ……」と担当医も絶句。すぐにMRI検査となり、悪性の疑いが極めて高いと指摘されました。その後に受けたPET-CTでも、がんの存在が指摘されました。

「何でこんなときに……、困った……」というのが当時の本音でした。すでに辻本の代わりに講演の出張が増え、その合間に辻本の入院先に通っていた私は、自分の手術のための入院期間を確保するだけでも一苦労でした。辻本の病状から八月ぐらいまでは何とかもつだろうと考え、クリニックから紹介してもらった病院で六月に手術の予定を入れました。

ところが、病状の進行ではなく、思わぬことで辻本の容体が急変したのです。

五月の連休明けに自宅にもどった辻本は、自分の城に帰ることのできた喜びで、腸閉塞で病院では氷しか口に含めなかったのに味噌汁が飲めるようになり、白身魚の刺身を噛んで噛んで噛み砕いて飲み込むこともできるようになりました。

ところが、それに欲を出したのか、少し油を含んだものを食べたために夜中に吐き気を催し、高カロリー輸液を入れていた点滴台を持ってトイレに行ったところまではよかったのですが、そこで動けなくなってしまいました。携帯電話はベッドに置いてきてしまったので、連絡を取ることもできません。

一人暮らしの在宅療養だったので、私は出張中でも朝晩の安否確認の電話を毎日入れていました。その日の朝、大阪にいた私はいつものように電話をかけましたが、何度かけても辻本は電話に出ません。これはおかしいと思って、すぐに訪問看護ステーションに連絡して駆けつけてもらい、私もタクシーを飛ばして自宅に向かいました。そこで約七時間、トイレの床にうずくまるように座り込んでいたことがわかったのです。

その影響もあったのか、夕方には急激に状態が悪化し、病院に緊急入院となりました。検査の結果、誤嚥性肺炎《ごえんせいはいえん》を起こしていることがわかり、数日後には昏睡《こんすい》状態に陥りました。

声が聞こえる

じつは昏睡状態になった翌日が私の入院日で、手術を延期するかどうか迷いました。しかし、もう辻本が助からないのであれば、ともかく私が早く元気になって復帰し、COMLを盛り立てていくことが最優先課題だ。そう決心した私は、予定通りに入院し、手術までの二日間は私の主治医の勧めもあって、リストバンドをつけたまま外出して辻本に寄り添いました。

先に記した私自身の経験で、意識がないように見えていても耳は聞こえているという確信がありました。そのため、付き添っている間は、ずっと辻本に話しかけていました。

私が「〇〇ですよね？」と確認するような話をすると、辻本は呼吸をするタイミングをずらして、息で返事をしてくれます。そのため、その二日間はずっと意思疎通の取れた会話を交わすことができたのでした。

そして、まだ亡くなっていないのに最期のお別れをするというつらい〝作業〟を経て、翌日の手術のため、私は自分の入院している病院に戻りました。

私の手術は朝一番だったのですが、辻本に付き添っていた次男に電話をかけ、「聞こえていると確信しているから、伝えたいことがあるので電話を耳元に当ててほしい」と頼むと、スピーカー状態にしてくれました。そこで「今から手術室に向かいます。元気に戻ってくるので、待っていてくださいね」と伝えました。

「よく聞こえましたよ」という次男の言葉を聞いて電話を切ったのですが、しばらくするとその次男から私の携帯電話に写真を添付したメールが届きました。私が電話でメッセージを伝えたあと、昏睡状態の辻本の手が動き始め、何と見事なピースサインをしたというのです。その手を写真に撮って送ってくれたのでした。その精神力と私へのメッセージに、さすがに涙が止まりませんでした。

私の卵巣がんはS状結腸と癒着してしまっていたため、外科の応援を得て手術がおこなわれ、卵巣を剝《は》がして薄くなったS状結腸をタック状にして縫合するという処置がなされました。そのため手術は約六時間に及んだそうです。しかし、今回の卵巣がんは低悪性だったことと、抗がん剤に反応しない種類ということもあり、治療は手術だけで済みました。

手術が終わって二日目の朝七時ごろ、ぼーっとベッドに横になっていたときです。私の耳に明らかに辻本の私を呼ぶ声が聞こえました。名前を呼ばれただけですが、その声が「ごめんね、もうこれ以上がんばれない」という想いが込められたメッセージだと確信を持って伝わってきたのです。

私は何の疑念も持たず、すぐさま「もうがんばらなくていいですよ!!」と答えました。そして、ふと我に返り、すぐに付き添っている次男に電話をかけました。すると「なんでわかったんですか？　たった今、ほんとうにたった今、息を引き取って、医師が死亡確認に来るのを待っているんです」と言います。私は、渾身《こんしん》の力を振り絞って私に別れを告げてくれたのだと今でも確信しています。

遺された事前指示書

辻本好子は見事な「事前指示書」を残していました。そこには「意思表示している以外のことを誰に、どのように判断してもらうか」「否定したい延命治療の具体的な内容」「葬儀と遺骨の取り扱い」「財産の取り扱い」「遺品の取り扱い」「謝意」という見事にポイントが過不足なく書かれていました。

事前指示書

私こと「辻本好子」が意思表示できなくなったとき、以下のことを本人の意思尊重のもとに執り行ってください。また、ここに記す以外のことについては、(長男名)、(次男名)、山口育子の三名合議のもとで、生前の私の意思を鑑《かんが》み、最良の方法を取ってください。

手術中の麻酔事故や急変、また術後の副作用や後遺症で重篤な状態に陥り、意識不明や正常な判断能力が失われた場合、救命だけの延命治療(心肺蘇生、気管切開、人工呼吸、人工透析、強制人工栄養、輸血、などすべて)を行わないでください。

死亡後、ただちに○○寺に連絡してください。葬儀は行わず、ごく身近な人たちで明るく語り合って見送ってください。遺骨については、○○寺との契約を済ませています。遺骨の一部を山口育子に託し、△△に撒いてもらってください。

（預金と生命保険の手続きについて）

（生命保険給付金のなかから息子たちにＣＯＭＬへの寄付の命令）

（遺品のなかで大切なものの有効利用や委託先）

アクセサリー類やその他がらくたばかりですが、遺った品々をＣＯＭＬでガレージセールでもして処分し、（その売上金の）すべてをＣＯＭＬに寄付してください。

これまで出会ったすべての人々に心から感謝します。

とっても幸せな人生でした。本当に、本当に、ありがとうございました。

二〇一〇年七月四日

辻本好子

ただ、この事前指示書の記載日は胃がんの手術の直前だったので、気持ちに余裕のある段階で書き、見直しや書き直しはしなかったのだと思います。私にできる最後のサポートとして、事前指示書に書かれていた私への依頼事項はすべて実行しました。

二〇年に凝縮された密度の濃い辻本との二人三脚でした。もちろん「もっと長く生きていてほしかった」というのが何よりもの願いです。その叶わなかった想い以外、キーパーソンとして果たしてきた役割で後悔していることは何一つありません。辻本といっしょに、精一杯生き、支えきることができました。COMLを創り、ともに育てるなかで、辻本がいなくなっても活動していくことができるように二〇年間鍛えてもらったと思っています。

あとがきにかえて

多くの人に支えられて

辻本好子が亡くなって二年ほどは楽しいと思うことも無意識に封印していました。私のいまは辻本の死の上にあるという思いがそう感じさせたのだと思います。しかし、時間の経過とともに、私は私らしいやり方で、辻本と考え築いてきたことを礎《いしずえ》にして役割を果たしていけばいいんだと自然に思えるようになりました。

考えてみれば、私は三〇歳まで生きることはないと覚悟を決めてから、三〇年近く人生を重ねてきています。とくに三〇代は、私よりあとからがんを発症した人が亡くなるたびに申し訳ない気持ちになりました。「死ぬ、死ぬと思われ、言われていたのに、私ばかりがこんなに元気で……」という気持ちが常にありました。

そして、考えてもいなかった四〇代を迎え、辻本から「あなたが四〇歳を迎えるなんて、奇跡よね」としみじみ言われたことが忘れられません。しかし、その四〇代半ばで辻本を失いました。辻本好子のいないCOMLなんて想像できないでいた私は、みずからに二回目の卵巣がんが見つかったとき、「もしかしたら術中死でもするのではないか」と本気で考えたぐらいです。しかし、元気に復帰することができました。

辻本がいなくなると、仕事が激減するのではないかという懸念は常に頭を占めていました。しかし、亡くなったあとは、そんなことを言っている余裕もありませんでした。とくに最初の一年間は、ただがむしゃらに走り続けたという印象です。

そうこうしているうちに、周りの支援者が「COMLの灯を消してはいけない」とさまざまな仕事や役割を与えてくださるようになりました。それは留まることなく年々増え続けています。そして、COMLの宝である仲間やネットワークもさらに拡がりを見せて、多くの支援をいただいています。

二〇一五年にはCOML発足二五周年を迎え、二〇一六年七月にはさらに高い公益性があるNPOとして認定NPO法人に認証されました。

プラスの方向に

そのようななか、私が理事長を引き継いで以来、ずっと活動のなかで意識していることがあります。どのような集団も、多くの人が集まって統計をとると釣り鐘の形の正規分布曲線を描きます。〝医師〟という集団であれば、一方に人格に優れ、知識も豊富で、常に学ぶ意欲があり、腕も確かという少数がいて、もう一方には患者の気持ちなどお構いなしに問題を起こす医師も少数いるわけです。

〝患者〟という集団も同様に、一方に冷静で自立・成熟した賢い患者が少数いて、もう一方にはモンスターと呼ばれる無理難題を押しつけてくる患者も少数います。これまで、ともすれば医療者も患者も相手のマイナス部分にいる人たちを問題視して、〝叩いて〟きました。

しかし、それでは医療はよくならないのではないかと私は感じてきました。そこで、COMLでは正規分布曲線の中央値をプラスの方向にずらすことのできる活動に力を入れたいと考えているのです。これはもちろん、患者だけではなく、医療者への働きかけも視野に入れていきます。そうすれば、良い人たちが増える一方で、後ろに続く人たちも引っ張られます。これからもどうすれば「中央値をプラスの方向にずらすことができるか」を念頭に置きながら、さまざまな活動を展開したいと考えています。

それにしても、絶え間ない多くの素晴らしい人々との出逢いに恵まれているだけでなく、通常は望んでもできないような重要な役割を与えられ、やりがいのある仕事ができることに、ただひたすら感謝の念を抱く日々です。これほどまでに恵まれた贅沢な人生はないという感情が日々溢れ、楽しい時間を過ごしているからか、いまだかつて疲れが溜まる経験がないほどです。

私は生きているのではなく、生かされている。そんな私にできるお返しは、与えられた使命を精一杯全《まっと》うすること――。その想いを忘れず、患者の主体的な医療参加、患者と医療者のコミュニケーションの構築という発足当初からの活動目標を時代に合わせて達成していけるように、日々邁進するつもりです。

＊　＊　＊

「山口さんにしか書けない本を出しませんか?」

岩波書店の編集者である坂本純子さんから最初にそうお話をいただいたのは、確か二〇一六年だったと記憶しています。それまでにも、本の執筆の話がなかったわけではありません。しかし、多忙を極めるスケジュールのなかで、「とても無理」と頭から決めてかかっていました。
しかし、坂本さんの言葉に、ふと立ち止まりました。インフォームド・コンセントが一般に知られるようになったのと同時に活動を始め、二八年の歩みのなかで患者を取り巻く医療環境が大きく変化するのを目の当たりにしてきました。また、多くの電話相談に対応するなかで、患者の意識の変遷も実感してきました。

そしていま、医療にまつわる政策提言をする役割までいただくようになり、幅広くさまざまな医療の課題と向き合う日々を送っています。考えてみれば、これほど医療の幅広い領域にかかわっている一般の立場の人間はいないかもしれない——。そう思い至ったとき、気持ちにスイッチが入るのを感じました。

情報が閉ざされていた時代に患者体験をして感じたこと、その後に情報社会へと発展してきたなかで、患者を取り巻く環境はどう変わってきたのか。そして電話相談という患者・家族のなまの声を聴くなかで必要性を感じて生み出してきたさまざまな活動。そこから見えてきたことや患者・医療者双方へのメッセージ。

そして、患者本人の意思を尊重することを大切にしてきたCOMLで活動をしてきた私が、患者の意思決定を尊重し、支えるとはどういうことなのかを突きつけられた辻本好子の最期をサポートするということ。それらを残す機会をいただいたことに改めて感謝の念を覚えています。

ましてや岩波新書創刊八〇周年という記念すべき年の一冊に加えていただくという名誉な機会ともなりました。私自身、学生時代から信頼を置いて数多くの岩波新書に親しんできただけに、その一冊に加えていただけることに畏れを抱くほどの大きな喜びを感じています。私のこころを揺さぶり、導いてくださった坂本純子さんにこころより謝意を表したいと思います。

そして、COMLのスタッフや仲間、これまでご支援くださった多くの方々、さらにはともに歩み、COMLのすべてを託して逝った辻本好子に、この本を捧げます。

二〇一八年五月

山口育子

山口育子

1965年大阪生まれ．89年に大阪教育大学を卒業．臨床心理士をめざし他大学編入試験の準備をしていたところ，試験直前の90年夏に卵巣がんを発症．約1年半にわたって治療を受ける．91年秋，ささえあい医療人権センターCOMLの創始者，辻本好子と出逢い，92年2月よりCOMLスタッフとなり，相談，編集，渉外などに携わる．2002年，COMLのNPO法人化とともに，専務理事兼事務局長に就任．2011年8月より理事長．

COMLのホームページ
https://www.coml.gr.jp

賢い患者　　岩波新書(新赤版)1725

2018年6月20日　第1刷発行
2025年4月 4日　第6刷発行

著　者　山口育子《やまぐちいくこ》

発行者　坂本政謙

発行所　株式会社 岩波書店
〒101-8002 東京都千代田区一ツ橋2-5-5
案内 03-5210-4000　営業部 03-5210-4111
https://www.iwanami.co.jp/

新書編集部 03-5210-4054
https://www.iwanami.co.jp/sin/

印刷・三陽社　カバー・半七印刷　製本・中永製本

ISBN 978-4-00-431725-8　　Printed in Japan

岩波新書新赤版一〇〇〇点に際して

ひとつの時代が終わったと言われて久しい。だが、その先にいかなる時代を展望するのか、私たちはその輪郭すら描きえていない。二〇世紀から持ち越した課題の多くは、未だ解決の緒を見つけることのできないままであり、二一世紀が新たに招きよせた問題も少なくない。グローバル資本主義の浸透、憎悪の連鎖、暴力の応酬――世界は混沌として深い不安の只中にある。

現代社会においては変化が常態となり、速さと新しさに絶対的な価値が与えられた。消費社会の深化と情報技術の革命は、種々の境界を無くし、人々の生活やコミュニケーションの様式を根底から変容させてきた。ライフスタイルは多様化し、一面では個人の生き方をそれぞれが選びとる時代が始まっている。同時に、新たな格差が生まれ、様々な次元での亀裂や分断が深まっている。社会や歴史に対する意識が揺らぎ、普遍的な理念に対する根本的な懐疑や、現実を変えることへの無力感がひそかに根を張りつつある。そして生きることに誰もが困難を覚える時代が到来している。

しかし、日常生活のそれぞれの場で、自由と民主主義を獲得し実践することを通じて、私たち自身がそうした閉塞を乗り超え、希望の時代の幕開けを告げてゆくことは不可能ではあるまい。そのために、いま求められていること――それは、個と個の間で開かれた対話を積み重ねながら、人間らしく生きることの条件について一人ひとりが粘り強く思考することではないか。その営みの糧となるものが、教養に外ならないと私たちは考える。歴史とは何か、よく生きるとはいかなることか、世界そして人間はどこへ向かうべきなのか――こうした根源的な問いとの格闘が、文化と知の厚みを作り出し、個人と社会を支える基盤としての教養となった。まさにそのような教養への道案内こそ、岩波新書が創刊以来、追求してきたことである。

岩波新書は、日中戦争下の一九三八年一一月に赤版として創刊された。創刊の辞は、道義の精神に則らない日本の行動を憂慮し、批判的精神と良心的行動の欠如を戒めつつ、現代人の現代的教養を刊行の目的とする、と謳っている。以後、青版、黄版、新赤版と装いを改めながら、合計二五〇〇点余りを世に問うてきた。そして、いままた新赤版が一〇〇〇点を迎えたのを機に、人間の理性と良心への信頼を再確認し、それに裏打ちされた文化を培っていく決意を込めて、新しい装丁のもとに再出発したいと思う。一冊一冊から吹き出す新風が一人でも多くの読者の許に届くこと、そして希望ある時代への想像力を豊かにかき立てることを切に願う。

（二〇〇六年四月）

岩波新書より

自然科学

岩波新書より

相対性理論入門◆	内山龍雄
大工道具の歴史	村松貞次郎
人間であること	時実利彦
日本人の骨	鈴木尚
脳の話	時実利彦
人間以前の社会◆	今西錦司
栽培植物と農耕の起源	中尾佐助
ダーウィンの生涯	八杉竜一
科学の方法	中谷宇吉郎
数学の学び方・教え方	遠山啓
数学入門 上・下	遠山啓
無限と連続	遠山啓
日本の数学	小倉金之助
物理学はいかに創られたか 上・下	アインシュタイン インフェルト 石原純訳
零の発見	吉田洋一

岩波新書より

社会

- 不適切保育はなぜ起こるのか　普光院亜紀
- なぜ難民を受け入れるのか　橋本直子
- 罪を犯した人々を支える　藤原正範
- 女性不況サバイバル　竹信三恵子
- パリの音楽サロン　青柳いづみこ
- 持続可能な発展の話　宮永健太郎
- 皮革とブランド　変化するファッション倫理　西村祐子
- 動物がくれる力　教育、福祉、そして人生　大塚敦子
- 政治と宗教　島薗進編
- 超デジタル世界　西垣通
- 現代カタストロフ論　金子勝・児玉龍彦
- 「移民国家」としての日本　宮島喬
- 迫りくる核リスク　〈核抑止〉を解体する　吉田文彦
- 記者がひもとく「少年」事件史　川名壮志

- 中国のデジタルイノベーション　小池政就
- これからの住まい　川崎直宏
- 検察審査会　デイビッド・T・ジョンソン・平山真理・福来寛
- ドキュメント〈アメリカ世〉の沖縄　宮城修
- 東京大空襲の戦後史　栗原俊雄
- 土地は誰のものか　五十嵐敬喜
- 民俗学入門　菊地暁
- 企業と経済を読み解く小説50　佐高信
- 視覚化する味覚　久野愛
- ロボットと人間　人とは何か　石黒浩
- ジョブ型雇用社会とは何か　濱口桂一郎
- 法医学者の使命　「人の死を生かす」ために　吉田謙一
- 異文化コミュニケーション学　鳥飼玖美子
- モダン語の世界へ　山室信一
- 時代を撃つノンフィクション100　佐高信

- 労働組合とは何か　木下武男
- プライバシーという権利　宮下紘
- 地域衰退　宮﨑雅人
- 江戸問答　田中優子・松岡正剛
- 広島平和記念資料館は問いかける　志賀賢治
- コロナ後の世界を生きる　村上陽一郎編
- リスクの正体　神里達博
- 紫外線の社会史　金凡性
- 「勤労青年」の教養文化史　福間良明
- 5G　次世代移動通信規格の可能性　森川博之
- 客室乗務員の誕生　山口誠
- 「孤独な育児」のない社会へ　榊原智子
- 放送の自由　川端和治
- 社会保障再考　〈地域〉で支える　菊池馨実
- 生きのびるマンション　山岡淳一郎
- 虐待死　なぜ起きるのか、どう防ぐか　川崎二三彦
- 平成時代◆　吉見俊哉

岩波新書/最新刊から

2047 **芸能界を変える**
―たった一人から始まった働き方改革―
森崎めぐみ 著

ルールなき芸能界をアップデートしようと、役者でありながら奮闘する著者が、芸能界のこれまでとこれからを描き出す。

2048 **アメリカ・イン・ジャパン**
―ハーバード講義録―
吉見俊哉 著

黒船、マッカーサー、原発……、「日本の中のアメリカ」を貫く力学とは? ハーバード大講義の記録にして吉見アメリカ論の集大成。

2049 **非暴力主義の誕生**
―武器を捨てた宗教改革―
踊 共二 著

宗教改革の渦中に生まれ、迫害されながらも非暴力を貫くある少数派の信仰は私たちに何をもたらしたか。愛敵と赦しの五〇〇年史。

2050 **孝経** 儒教の歴史二千年の旅
橋本秀美 著

東アジアで『論語』とならび親しまれてきた『孝経』は、儒教の長い歩みを映し出す鏡のような存在だ。スリリングな古典への案内。

2051 **バルセロナで豆腐屋になった**
―定年後の「一身二生」奮闘記―
清水建宇 著

異国での苦労、カミさんとの二人三脚の日々―定年後の新たな挑戦をめざす全ての人へ、元朝日新聞記者が贈る小気味よいエッセイ。

2052 **ビジネスと人権**
―人を大切にしない社会を変える―
伊藤和子 著

私たち一人一人が国連のビジネスと人権に関する指導原則を知り、企業による人権侵害が横行する社会を変えていくための一冊。

2053 **ルポ 軍事優先社会**
―暮らしの中の「戦争準備」―
吉田敏浩 著

歯止めのない軍事化が暮らしを侵し始めている。その実態を丹念な取材で浮き彫りにし、対米従属の主体性なき安保政策を問う。

2054 **リンカン**
―「合衆国市民」の創造者―
紀平英作 著

「奴隷解放の父」として、史上最も尊敬を集めてきた大統領であるエイブラハム・リンカン。そのリーダーシップの源泉を問う。

(2025.3)